腰・肩・ひざは「ねじって」治す

魔法のリセット・トレーニング

山内英雄＋島　泰三
Yamauchi Hideo/Shima Taizo

Chuko Shinsho
La Clef
498

中央公論新社

山内久明　直野三ニ

しあわせな日々・芝居

Chuko Shinsho
Le Clef

中央公論社

イントロダクション

「論より証拠」と言います。リセット・トレーニングの効能をあれこれ述べるより、まず肩こりを治しましょう。山内さん、どうすればいいんですか?

「肩をしっかり握り、そのままねじるように腕を回します」

それだけ?!

でも、それが回らないんですが。

「痛みを感じることなく回るところまで、まず回します」

どこを握ればいいんでしょう?

「どこでも。その場所を少しずつ変えればいいのです」

「肩」
リセット・トレーニング

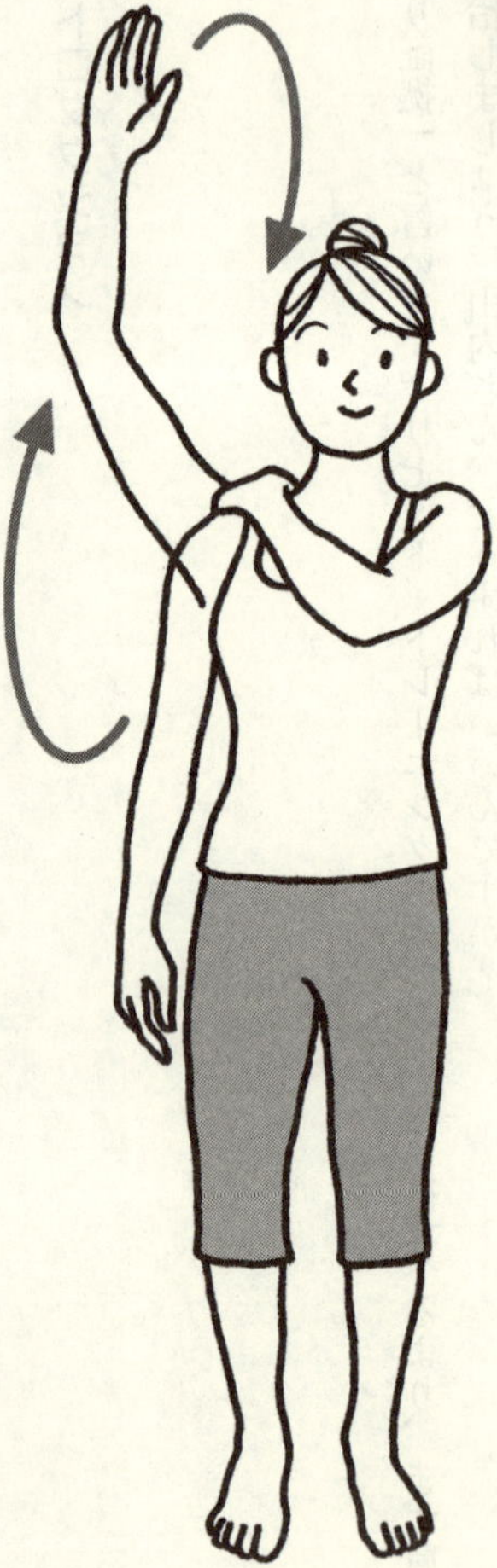

肩回しリセトレ
（カンタン版）

肩こりをとりたいほうの肩をしっかり押さえながら、ねじるように3回腕を回してください。

うまく回すには、どうすればいいんですか？

「ひじを後ろに突き出すようにするといいでしょう」

何回、回せばいいんですか？

「好きなだけ。でも、最低三回は回さないとね」

後ろ回しだけでもいいですか？

「どちら回しでも回せばいいんですが、前後にバランスよく回したほうが効果的ですね」

肩をうまくつかめないんですが？

「つかむほうの手のひじを、一度反対の手で押し上げてやるといいでしょう」

回す手はパーでいいんですか？

「とてもいい質問です。いろいろな手の形を試してください。グー・チョキ・パーとかネコの手とか中指だけ突き出すとか」

あ、なんだか軽くなってきたような。

この本を手に取られた方に

もしも、この方法で肩こりが全く治らないと言い張る人は、相当に偏屈な方ですから、この本を買っても役に立たないかもしれません。しかし、購入されるときっといいことがあります。

もしもこれで肩こりが治らなくても「さすがにこれだけではないだろう」と好意的に見てくださった方は、「Ｐａｒｔ３『肩』編」をごらんになることを薦めます。もっとも、その前に購入なさったほうが、いいとは思いますが。

この方法は効果があると了解された方は、なぜこんな簡単なことでいいのだろう？　どうして、これまでこんな簡単なことが紹介されなかったのだろう？　と疑問に思われるでしょう。そのときには、ぜひこの本を手に取って、じっくり読んでくださるようお願いいたします。

はじめに

リセット・トレーニングとは

ジャパン・ヨガ・カレッジ学長　**山内英雄**

「今より少しでも動きやすい体をつくる」ことを目指して、この「リセット・トレーニング」が開発されました。

そのはじまりは、ヨガに出会ったことでした。ヨガの身体動作には、ほかのパフォーマンスやスポーツのポーズを超えた、健康法としてこれ以上のものはない可能性が見えたのです。

しかし、さまざまに神秘化され、宗教的に粉飾されたヨガの精神性は虚飾です。

インドで見た「行」と称するパフォーマンスは、何十年も髪や爪を切らなかったり、手を上げたまま下ろさなかったり、布を鼻から口へ通したり。ほとんど筋肉のない、骨張った体で奇妙としか見えないポーズを延々と続けるものでした。また、経験や知識でしか得られないはずの人間の叡智を「瞑想」と呼ぶポーズによって得ることができると考えている人びとにも出会いました。

しかし、健康な体こそが本当に大切な基本だと考える私には、それらのパフォーマンスや思いこみは、人の行うべき体の鍛練の方法としてのヨガの持つ本来のすばらしさを損なっているとしか思えませんでした。

ヨガの神秘的な外観をとりのぞけば、体のバランスを整える最上の健康法が生まれ、人びとの表情が優しく穏やかに、美しくなる。そう確信した二〇〇二年、Ｊ（ジェイ）ヨガははじまりました。

このＪヨガをスポーツのトレーニング、バレエやピアノなどのパフォーマンス、さらに整体などに応用してみて、身体を整えるトレーニング方法として組みあげたのが、このリセット・トレーニングです。

体をバランスよく動かすことは誰にとっても大切なことですが、現代社会ではそのために適切なトレーニングをすることが要求されています。これは自動車、電車などのさまざまな移動手段によって、人は歩くことさえ忘れかけているからです。現代病と呼ばれるさまざまな体の不具合の多くは、ほとんど歩かないために起こっていると言ってもいいほどですし、多発する心の病も、その過半は体の不具合から起こっています。

痛みのない体、立って自分の用が足せる体ほど大切なものはありません。

リセット・トレーニングは「誰にでもできる」「どこでも簡単にすぐにできる」、そして「効果がある」体の動かし方を追求しています。補助具はいっさい使いません。

それは一度知ってしまえば、「ああ、何だ、こんなことでいいのか。それにしても、今まで誰も気がつかなかったのはなぜだろう?」と思うほど、簡単なことです。

その手順は今すぐどこでもできるものばかりなので、自分でやってみて、その効果を自分自身で確かめてください。

リセット・トレーニングが目指すのは、野生動物のような美しい姿、完全にバランスのとれた、しなやかな柔軟性のある力強い体です。体がなめらかに動けば、表情も穏やかになり、心の落ち着きも爽快さも得られます。

限りなく、どこまでも優しい表情が人びとにあふれることを願って、このリセット・トレーニングを贈ります。

人の指の秘密を解き、その美しさの回復をめざす山内さんの「流儀」

理学博士　島　泰三

山内さんのリセット・トレーニングに出会ったときの衝撃は忘れられない。その衝撃は、次第に強く深く大きくなる種類のもので、未だにその全貌を見てはいません。

第一の衝撃は、**山内法を使えば、肩こりも腰痛も本当によくなる**、ということでした。実に悲しいことに、実利がなければ衝撃を感じられないほど、現代人としてのこちらの感覚は鈍っています。しかし、ただそれだけではなかったのです。

第二の衝撃は、**積年の疾患が治った**、ということでした。もっとも、それも実利には違いありません。ただ、その効果によって、自分の体とその不具合について、全く新しい目を開かせてくれたのです。

それらの実利に続く最後の衝撃は、山内さんが行っていることは、**人の能力を十分に発揮させるための「全く新しい何事か」**なのではないのか、という予感でした。その予感こそ、動物生態学、自然人類学の一学徒として、山内さんのリセット・トレーニングを紹介したいと思う理由です。

私は霊長類の一種、アイアイの特別な中指の謎を解き明かす過程で、人間の大きな親指がその直立二足歩行という特別な移動様式を生み出したと考えてきました。山内さんはその研究成果を知って、そこでは触れられていない、もう一つの秘密に目を注ぐことを指摘しました。

「では、なぜ小指はこれほど小さいのか」

自分で何かを握ってみれば一目瞭然ですが、小指・薬指連合がなければ物を握れません。パンダの七本目の指を発見した遠藤秀紀教授の驚くべき業績は、手で物をつかむという簡単そうな動作が、どれほど複雑な仕組みによっているかを明らかにしたことにあります。つかむことだけで七つ目の指まで開発しなくてはならないというのは驚くべきことですが、人間はそれを五本の指でやってのけているのです。

山内さんは、この人間の指に人の体の動きをときあかすカギがあることを示しました。それが「では、なぜ小指はこれほど小さいのか」という問いかけですが、学者たちの多くが問いを発するだけで事足りるのに対して、山内さんは手指の動きから体の動きを滑らかにする方法を編み出すことに結びつけていったのです。

もしも、山内さんの流儀をただそのまま見ていただけなら、彼の能力の本来の意味には気づかなかったかもしれない、とも思っています。ジュリアン・ジェインズの『神々の沈黙』（柴田裕之訳、二〇〇五年、紀伊國屋書店）を読んだとき、意識と文字との深い関係に驚かされただけでなく、山内さんの特別な能力の解明の手がかりを得たと思いました。

人類が文字のない時代から生死にかかわる判断力を誤らなかったのは、山内さんのような能力の持ち主、すなわち、ふつうの人間の極限を超える経験量（心身ともに）を蓄え、そこから一瞬で正しい判断を引き出し、断言できる能力の持ち主、すなわちカリスマがいたからです。

この確信を持つようになって以来、私は山内さんの一言一句をもらさずに聞こうと思うようになりました。ことに身体機能については、彼の言葉を正確に理解すれば、まず間違うことはありません。ただ、それを正確に伝えることができるかどうかは、私の能力ではおぼつかないところがあります。しかし「君ならできる」と山内さんが言うのですから、それを支えにこの本をまとめてきたのです。

山内さんのリセット・トレーニングは、その一つめを知るだけでも体の役に立ちますが、その二つめまで体得すれば、自分の体が変化することが実感できるほど強力です。それはリセット・トレーニングが極めて合理的な基礎を持っているからです。

山内さんは体の細部の動きを感得できる、本当の「天与の才」を持っています。その才能は、高校生のときにウェイト・リフティングの日本王者（インターハイ優勝）となっただけでなく、半世紀近い空白の後にジャパン・ヨガ・カレッジを創出し、二〇一〇年九月ポーランドで開催されたマスターズ・ウェイト・リフティング世界選手権で六七歳にして世界チャンピオンになったことで証明されています。

「才能があれば世界の一流にはなれる。しかし、世界一を目指すなら、私のトレーニング法を知ってほしい」

彼が常々語るその言葉は、掛け値なしです。山内さんには大言壮語はなく、実質を語っているだけなのです。しかし、それだけならただの運動の天才にすぎないと言えるかもしれません。実は、彼にはもう一つの特質があるのです。

山内さんは物心がついたときから、障碍を抱える人に深い関心と理解を育んでおり、体の不具合をどうしたら少しでも改善できるかを一生の課題としてきました。

「誰の体を見ても『惜しいなあ』と思う。自分のできることの半分も発揮していないから。もっと、もっと人は美しくなれるし、優しくなれる。それを実現することこそ、私の望み

だ」

体の動きについての天与の才能と、子どものときからの他人の体の不具合への深い理解が結びついたとき、彼自身が納得できるトレーニング方法が生まれました。それをリセット・トレーニングと名づけたのです。

その成果を、肩こりや腰痛を軽減する実際的な方法に限って、まず世に問うことにしました。しかし、その奥にある山内さんの本来の望み、人が美しく、健康に穏やかになる方策を広めたいという思いを知っていただきたいと思います。

ここでは、効果があがる方法だけを厳選していますが、それは山内さんでなくては選び出すことができない方法です。体を鍛える、整える、不具合を治す方法にはいろいろな道がありえますが、山内さんばかりはその方法を本当に知っているのです。

◎そして、天女を見た!

二〇一四年二月、山内さんはベトナムのハノイで知的障碍者とその親たちのための運動指導を行うかたわら、保育士さんたちに「リセット・トレーニング」を伝授しました。それは約二時間かけたほぼ完全なワンセットの「リセット・ストレッチ」コースでした。

手指、足指からはじまって、手首、足首、ひじ、ひざ、肩、首、顔、あご、胸、腰のほぼ全身の「リセット・ストレッチ」コースを終えたあと、保育士のなかでバレエを教えているという若い女性に「みんなの前で踊ってほしい」と山内さんは頼みました。

トレーニングの最初に前屈をしたときには、バレエをやっているとも思えないほど、彼女の腰の曲げ方はぎこちなかったのですが、最後の舞いは見事でした。はにかみながら皆の輪のなかでほんの数秒、手足を泳がせました。その瞬間、女性はふわりと宙に浮かび、まことに天女が舞い降りたかのように見えました。

山内さんが常に語る「人はここまで美しくなれる」という言葉が、形になった瞬間でした。

そのことを山内さんに告げたとき、彼は事もなげに答えました。

「なに、うちの教室では毎日のことだ」

目次

Part 0
「リセット・トレーニング」について 27

Part 1
「呼吸」編
全てはアクビからはじまる 37

Part 3

「肩」編
「こり」を取るには「こつ」がある

Part 4
「腰」編
腰痛は治る。ただし治す気さえあれば

Part 5

「ひざ」編　痛みを軽くする確かな方法

おまけ

「デスクワーク」編　体が「ゆるむ」と仕事は「しまる」

腰・肩・ひざは「ねじって」治す

魔法のリセット・トレーニング

イラスト／石玉サコ
本文ＤＴＰ／市川真樹子

Part 0

「リセット・トレーニング」について

リセット・トレーニングの生まれるまで

一九九九年、偶然の機会にヨガに出会って、その体の動きに無限の可能性を感じました。インドの「ヨガ」をおおっている神秘性や宗教性のカラを取りはらってしまえば、体のトレーニング方法として実に有効だと確信したのです。

二〇〇二年に、この方法を体系化してJヨガと呼び、「ジャパン・ヨガ・カレッジ」を創設したところ、会員は全国に広がりました。さらに、海をこえてベトナムの障碍児のリハビリにも使われるようになりました。

Jヨガの特徴は、ヨガの体の動きを合理的に組み直していることにあります。それを使えば、理にかなった動きが完成します。同時に、それは「理にかなった動きが実現すれば世界一になれる」ということです。

学生時代からの四〇年間の空白をこえてウェイト・リフティングに挑戦し、日本の大会で一位をとって出場権を得た世界大会（一〇年）で、「マスターズ・世界チャンピオン（五六キロ級）」となりました。同時に、この競技で頻発する腰、ひざ、肩、腕の故障に向きあい、その痛みを軽減する方策を生み出しました。その方法がこのリセット・トレーニングのエッセンスになっています。

リセット・トレーニングは「誰にでもできる」「どこでも簡単にすぐできる」、そして「効果がある」ストレッチであり、整体であり、エクササイズです。そしてそれは「今より少しでも動きやすい体をつくる」ためのトレーニングです。

日常生活のなかで、あるいはスポーツで、もしくは病気や老齢のために、決まりきった動きが続くとき、人は特定の筋肉や関節しか動かさなくなります。体に癖がつき、ひきつれを起こし、ゆがんで、動きがだんだん悪くなり、その果てに痛みを感じるほどになるのです。

リセットとは、ねじったり、回すことでこの「癖、ゆがみ、ひきつれのできた体を元のよい状態に戻そうということ」です。癖のついた体や、どこかでひっかかって痛む体を元に戻すという意味でリセット・トレーニングと名付けました。

また、リセット・トレーニングは体のどの部位の症状にも対応でき、その場で痛みを和らげるなどの効果があります。体全体の関節の可動性が増し、筋力がついて血行をよくして老化を防止し、脳の働きにもよい影響を与えてくれることでしょう。

リセット・トレーニングの基本メソッド

リセット・トレーニングの基本は「リラックスする」「胸を開く」「支点をつかんで」「ねじって回す」ことです。

「**リラックスする**」とは、体をゆるめることです。緊張していたのでは、どんなストレッチも効果がありませんし、どんなトレーニングも運動も役に立ちません。

リラックスの第一は「あごの筋肉の緊張をゆるめる」こと。要はアクビです。

「**胸を開く**」とは、深い呼吸ができるようにすることです。体全体、ことに脳にしっかり酸素が行きわたらないのでは、満足な動きができないからです。

「**支点をつかんで**」とは、ねじって回す部位に関係するところを、手などを使ってしっかり固定することです。これによって、腱や筋肉にかかる負担を減らし、同時にそれらの力を強めます。

「**ねじって回す**」とは、関節をゆるめる技術です。リセット・トレーニングには、さまざまな体の部位についての合理的で効果的な技術がありますが、この動作が最も特徴的でしょう。

また、リセット・トレーニングでは、特に手先と足先に注意を払います。手指と足指の使い方は、このリセット・トレーニングの基本です。手足ともにグー・チョキ・パーの三種類の指の形と手首、足首の曲げ伸ばしを意識します。指先にまでしっかり気を配り、握るときにはしっかり力を入れなくてはその効果はありません。

手を伸ばすとき、足を伸ばすときには、両方の指先を揃えてパーで伸ばすだけでなく、グーで伸ばす、チョキで伸ばす、といういろいろな形のバリエーションがあります。これは、自分にあったやり方を選ぶことができるだけでなく、どの指の形のときにひっかかるか、痛むかを自分で調べられる、とてもよい方法です。

リセット・トレーニングのどれにも無限のバリエーションがあるのですが、それはご自分で工夫することができるはずです。

解説についての「解説」

この本では、山内さんが独自に開発した方法を、島が解説しています。

その解説が未熟に感じられる場合は島が山内法を理解する限界を示しています。それは、島が医学生とともに人体解剖実習の半年の日々を過ごした経験があったとしても、人の身体について本当の知識を持っていないためです。

山内さんの方法は実に簡単。説明も一言で終わります。しかし、知れば知るほど、山内さんの身体機能についての理解能力は恐るべきものでした。

その内容は非常に深く、皮相な解剖学の知識しかない島には、すぐには理解できないものばかり。その奥は深すぎて未だ分からないのが現状です。読者が「山内さんの方法を誤解しないように」と思って付け加えた島の解説が、かえって読者のみなさんを真実から遠ざけるのではないか、ということだけが心配です。

島の解説は未熟でも、山内さんの方法に未熟さはありません。彼が生涯をかけて蓄積した膨大な身体経験は、ただ事ではありません。

「人の一〇倍、二〇倍の鍛錬をしなくては頂点にたどりつけない」

今なお、彼はそのように語ります。

山内さんの身体経験の記憶はとてつもない容量を持っているようで、必要に応じてそれを取りだすことができるのです。それを島がなんとか自分で理解し、まとまった形にしようと体系化の試みを行ったものが、このリセット・トレーニング「腰・肩・ひざ編」です。そのどの一つも、これまで山内さんによって十分に（通常のレベルからは十分以上に）試されて、効果があると確認されたものばかりなのです。

なお、解説文中などに出てくる太字部分は山内さんの言葉を表しており、以後リセット・トレーニングの略称として「リセトレ」という言葉も併用しています。またあまりに痛みを感じるとき、妊娠前後などの無理なトレーニングはお控えください。

コラム1

ヒト　――進化の核心としての指――

◎**遠藤秀紀**（東京大学総合研究博物館教授）

山内さん島さんの二人とは水族館で週末の行事を開いたことがある。私がアザラシの目玉はなぜ大きいかなどという談義にふけると、島さんは水族館を歩いて回った自著を披露。途中で山内さんが務めるのは、謎めいた体操の時間だ。バラバラな三人の出し物に、参加者は目を白黒させるばかり。

さあ、その二人が本を出すそうだ。筆を持つ日頃の活躍に返礼すべく、ここは指を語っておこうか。

ヒトは奇怪な被造物である。チンパンジーかゴリラかオランウータンか、五〇〇万年くらい前まではせいぜいはそのくらいの知的能力に収まっていたものが、あまりにも急速に、五〇キロの身体に一五〇〇ccの脳味噌を接続することになってしまった。四六億年の地球の歴史が、命ある者にこれほど巨大な頭脳を授けたことはない。とりあえずできあがったホモ・サピエンスは、ホモ・サピエンス自身ですら手に負えない、化け物になった。

この化け物は、進化の歴史上、獣の範疇に収まりきらないことをやらかしてきた。正真正銘の五本指の持ち主なのだが、ただの五本指ではない。親指が掌と一体になってくるくる回り、ほかの四本の指と向かい合わせになるではないか。親指が回転すれば、ほかの四本の指との間に物を挟んで、何でもつかむことができる。この器用な五本指と巨大な脳でもって、武器も芸術も、愛も戦争も、哲学も経済も、みな生み出してしまった。

かくある化け物の一匹である私は、縁があってジャイアントパンダを解剖したことがある。ターゲットは、やはり指だ。白黒模様の動物界きってのアイドルの身体には、妙に面白いところがある。クマのなかまのくせに手先が器用なのだ。巨大な爪を備えた五本の指で獲物を叩き殺してきた連中が、竹ばかり食べる平和主義者に進化した。不器用なはずのパンダの祖先は掌と手首にあった骨を肥大化させて、六本目、七本目の〝指〟として使うようになった。計七本の指で巧みに竹を握るのがパンダの手の並外れた進化の帰結であることを、死体が私に見せつけたのだ。

ヒトの五本指とパンダの七本指。両者とも指先から掌、そして手首を改造して作り上げた巧みな把握機構である。数百万年の進化の時間は、獣をかくも器用な〝把握者〟に造り上げてしまう。物がつかめさえすれば、動物は新しい暮らし方に適応できる。ヒトとパンダの進化の巨大な舞台は、指だったのだ。

さて、著者によるリセット・トレーニングの提唱である。現代人の心身の歪みを危惧した著者による果敢な挑戦の一つと聞く。ヨガから宗教性・神秘性を排す試みが土台にあるとのことだ。そのトレーニングは五本指のヒトの手を、徹底的に重視して鍛錬するらしい。なるほど、進化の核心を真っ先に鍛えようと狙うのだろうか。身体のケアに無頓着な私は、こんな試みを考えたこともない。だが、ホモ・サピエンスの進化史の宝物をいじくってみようという著者の果敢な挑戦だ。五〇〇万年の時間に挑むトレーニングに、乾杯。

遠藤秀紀　一九六五年東京都生まれ。東京大学農学部卒業。国立科学博物館動物研究部研究官、京都大学霊長類研究所教授を経て、現在、東京大学総合研究博物館教授。博士（獣医学）、獣医師。動物の遺体に隠された進化の謎を追い、パンダの掌やアリクイの顎の構造などで発見を重ねている。「遺体科学」を提唱、現代社会の生命観、死生観を掘り下げつつ、今日を生きる。おもな著書に『東大夢教授』（リトルモア）、『人体 失敗の進化史』（光文社新書）、『パンダの死体はよみがえる』（ちくま文庫）。

Part 1

「呼吸」編
全ては**アクビ**からはじまる

アクビこそが全て

アクビを三つもすれば、不安も怒りも溶けてなくなるはずです。子どもを叱ろうと思ったお母さんは、まずアクビをしてください。

リセット・トレーニングの動きのどこにでも大きな呼吸があります。胸を開き、胸を張って、手足や体を伸ばしたときには、必ず大きく息を吸って長くはきます。

アクビはそのなかでも最も重要なものです。血行がよくなり、脳に酸素が十分に行きわたると、考え方も変わってきます。

アクビこそが「全てのはじまり」と言っても過言ではないのです。

「あご」リセット・トレーニング

その1
あごの関節リセトレ

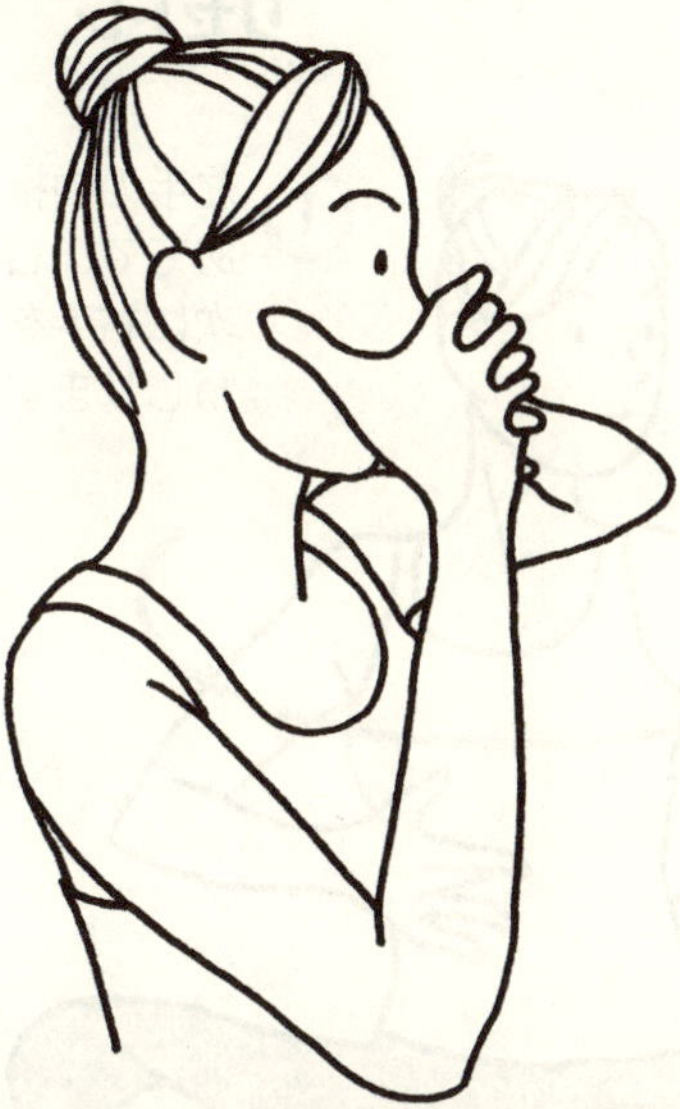

① まずは、大きく口を開けます。大きなアクビをするためにはあごの関節をゆるめなくてはなりません。

② 両手を組んであごの関節を親指で押し、大きく口を開け、下あごを上下、左右にねじり、回転させます。緊張がとけていく感覚を味わうことができるでしょう。

その2
みぞおちポイント リセトレ

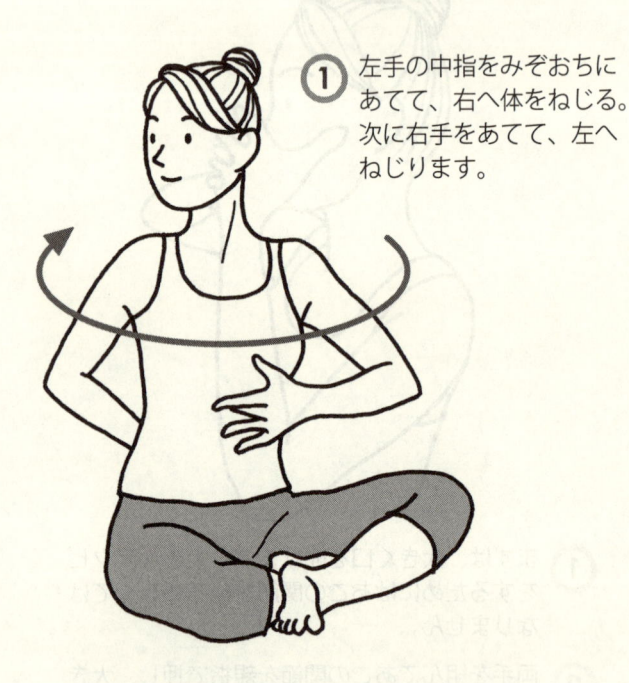

① 左手の中指をみぞおちにあてて、右へ体をねじる。次に右手をあてて、左へねじります。

② 正面をむいておちついたら、大きく口を開けてみましょう。アクビが出るはずです。

あごの関節の位置

　あごの関節は意外に高い位置にあるので、それを探すには両手でほおづえをついてみます。人差し指の先端が耳の下に来るでしょう。そこに人差し指をあてたまま、下あごを左右に動かすのです。下あごを動かしながら人差し指を動かし、いちばん動いている部分を探し当てると、そこが、あごの関節です。

ただ、人前では大きな口を開けられないから、イラストのように両手を顔の前で組んで、親指を両耳の前、あごの関節にあてます。

　話をしたり、食べるためにこのあごの関節は一日中働いていますが、それを意識することはほとんどありません。このあごを動かしている筋肉は大きく頑丈なものなのに、関心が払われることはこれまであまりありませんでした。それをゆるめる方法を、山内さんが明らかにしてくれたのです。

　親指（あるいは人差し指）の指先に力をこめてあごの関節部分をしっかり支え、下あごを左右、前後、上下と運動させ、回すとき、指にあたる大きな咬筋《こうきん》や側頭筋《そくとうきん》とそれらの内側にある内側・外側翼突筋《よくとつきん》は一本の指でほぐすことはできないほど強力なものです。しかし、関節を動かしていけば、指先が関節にあたっているために、しだいに、この大きな筋肉のこわばりがゆるむのです。

この発見は実に大きな意味をもっています。それはただアクビをできるようにするだけのことではありません。

あらゆるスポーツでは、まずあごのこわばりをゆるめなくてはならない(注)。

歯をかみしめて緊張している限り、腕も指も体もその能力を十分に発揮することはできません。ゴルフであれ、野球であれ、歯をかみしめてボールを打てば、実力の半分しか発揮できません。

*注 山内さんは二〇一二年のウェイト・リフティング世界大会で、ある選手のセコンドを勤め、ひたすらあごの関節をゆるめさせたのですが、彼は自己記録を三〇キログラムも伸ばすほどの効果がありました。ウェイト・リフティングをご存じない方には分からないと思いますが、世界レベルでは一キログラム多く挙げられるかどうかが勝負の分かれ目なのに、です。

あごのリセット・トレーニングの効果

◎顎関節症の緩和

「三重県在住のJヨガの生徒さんで、大阪に練習に来られた方なんだけど、一見して、やや顔がゆがんでいるのが分かって。『曲がっていますね？』と言ったところ、『歯科医から手術を勧められています』ということだった。だけど私があごを触ったら、すぐに治って喜んで帰って行った。今度会報に書いてくれるというから、そうしてくれと頼んでおいたよ。でも、これで四人目だなあ。あれは治るよ」(二〇一四年二月)

読者の幾人かは、この山内さんの話を本当のこととは思わないでしょう。しかし、山内さんの性格のなかにウソは全くありません。そして島にも、顎《がく》関節症についてはかなりの経験があるのです。

〇一年一〇月、妻の顎関節症がかかりつけの歯医者では治らないので、友人のU助教授を訪ねて博多まで治療に行きました。彼が「俺こそ、その専門医のなかで日本一だ」と豪語したからです。以下「一〇月二二日」の日記より。

「妻の治療は午前中に終わり、顎関節炎と分かった。前回の通院は九五年六月であり、今回との類似が著しい。マダガスカルから帰ってすぐに痛くなっていることで、ストレスも関係すると医者は言う。ME室では、前回と同じ操作係とレントゲン科の教授が担当していて、最終的にあごの動きと関節の動きが立体的に画像になるのには、とても驚いた。『炎症部分が白く関節全体に広がっていますね』とU助教授は言い、レントゲン科の教授は『割にあることですよ』と私に教えた。『ひざの関節に水がたまるようなものです』と」

すでに九五年に最初の治療を受けていたのですから、非常に長い間、妻の顎関節は問題を抱えていたのです。確かにその年には、U助教授の治療は効果を見せました。しかし〇一年六月、六年間住んだマダガスカルから帰国してすぐに妻は顎関節炎を再度発症し、このときはもう治療は効果がなかったのです。

今でも思い出しますが、物を食べるときの妻のつらそうな顔は心が痛むものでした。歯科医たちは「マッサージに効果はない」「むしろマッサージをやってはいけない」と言うのですが、少しでも痛みが治まればと、朝食後に軽いマッサージをはじめました。

するとどうでしょう。半年後、妻はかむときの痛みを訴えなくなり、一四年の四月まであごが痛いとは言いません。妻の顎関節炎の経歴の長さとその治癒の経過を見れば、「歯医者の方法でなくても顎関節症と呼ばれるものを治す方法がある」ことがお分かりではないでしょうか。

しかし、山内式を知っていたら、半年が一か月どころか一週間にも短縮できていたでしょう。そして、山内さんは数分もあればそれを治すことができるのです。それも、明日にも「手術が必要」と言われていた症状が。

それは奇跡でもなんでもない、と今なら島はそう言えます。なぜ、そう言えるのでしょうか？

「マッサージだけでは、効果はあがりません」

山内さんはくり返してそう言います。確かにマッサージをすれば、気持ちがよくなり、リラックスします。しかし言い方を替えれば、マッサージの意味はそれ以上ではないのです。顎関節のひきつれや痛みの元を解消するのは、実は「あごの関節を動かすこと」なのです。そこが痛むから動かせない。だから、動きが悪くなる。しかし、動かさないと食べられない。痛みながら動かすと痛みが強くなる。だから、動かすのを控える。そういう悪循環です。

では山内式リセット・トレーニングなら、そういうときにどうすればいいのでしょうか？

「一番動くところに手をあてて、あごをゆっくり回しなさい」

山内さんはこうして支点を作ってやって、動く関節の負担を減らし、ゆっくり回すことで関節をゆるめるのだと言います。ただそれだけで、なぜ負担が減るのでしょうか?

そこが山内式の眼目ですが、ここでは、そうすれば関節にかかる負担が減ると断言するだけにしましょう。本書を最後まで読んだ方は「なるほど!」と分かると思います。

◎ほうれい線をうすくする

このあごの関節をゆるめるリセット・トレーニング、実はほうれい線をうすくする効果もあります。下あごの左右、上下、回転運動によって、口のまわりの筋肉も十分に動かすことになるからです。

耳のわきの関節の一番動くところに指をあてて、少しずつあごを動かしてみてください。こんなにもいいことばかりなのですから。お金はいらないし。

◎脳の働きを活発に

クジラは一回の呼吸で体内の空気を九割も入れ換えているのですが、人は肺の四分の一しか空気を入れ換えていません。しかも、人間の脳は体の二％の重さしかないのに、体全体が使う酸素の二割も要求するので、脳はいつも酸素不足。思いどおりに、いつでもアクビができれば、脳に酸素が回り、頭の働きがかなりよくなるはずです。

安眠の秘法

ここで、呼吸とは切っても切れない「安眠の秘法」を紹介します。

眠る前に、仰向けになり、中指でみぞおちを軽く押してください。あごの関節をゆるめてから大きく口を開いて、大きく息を吸いこみ、アクビをします。このこつを覚えると、いつでも望むときにアクビをすることができるようになります。

両腕を曲げて床を押したときに動く肩甲骨を意識して、肩甲骨が背中の中心で合わせるように胸を張ります。ひじで床を押して胸を持ち上げます（ヨガでいう魚のポーズ）。安眠のためには胸を開き、深い呼吸をして息を楽にすることが一番重要です。

「アクビを三回もすれば、小さなことはどうでもいい、というおおらかな気持ちになるはず」

「魚のポーズ」にも難しい点は何もありません。しかし、このポーズが、なぜ安眠の決め手になるのでしょうか？　これはたぶん、脳に「胸が広がったよ、空気をたっぷり吸って大丈夫だよ」という信号を送るからではないでしょうか。確かに島も、そのことを実感したことがあります。

一二年の年末から翌年の正月にかけて島はひどい咳に悩まされ、一時は「入院することになるだろう」と妻が思ったほどでした。一晩中咳が続いて眠れず、夜明けに疲れ果てて少し眠り、起きるとまた咳が出るというくり返しでした。

見るにみかねて妻が買ってきた市販の咳止め薬には、効能の一つに「脳の咳中枢をブロックする」とあり、島はそこに秘密があるのだと思いました。しかしこの咳止めの薬も、そううまくは効いてくれないまま、年を越すことになりました。

正月の三日の夜、咳が出て眠れないので山内さんに習い、あごの関節をゆるめて「魚のポーズ」をしたのですが、その感覚は今でも忘れられません。一瞬、咳が完全に止まり、胸がスーッと楽になったのです。

しかし、科学者の端くれとして事実をつけ加えると、この効果は一回きりで、それからも咳が続き、完治したのは結局一月八日頃でした。

しかし、この一回の安眠法の効果は、山内さんの体への理解の深さを島に教えてくれました。咳中枢という、ふつうは関与できない脳のなかに「自分で指示を出す方法がありうる」ということでした。それを山内さんに報告すると「**そこだね**」と一言でした。

鼻づまりは放置しない

呼吸の大敵、鼻づまり。それが「こんな簡単な方法で」とお思いでしょうが、実際に治るのです。

鼻づまりを治し、胸を張ると、息が通ります。息が通れば自然と呼吸が大きくなり、酸素をたくさん吸うと頭の働きもよくなるはずです。つまり鼻づまりを治し、姿勢を正せば、できる仕事は三倍くらいになるはずです。

しかもこの方法は誰にも迷惑をかけませんから、鼻づまりを感じたら、そっと自分でやってみてください。

「鼻」
リセット・トレーニング

鼻通しリセトレ

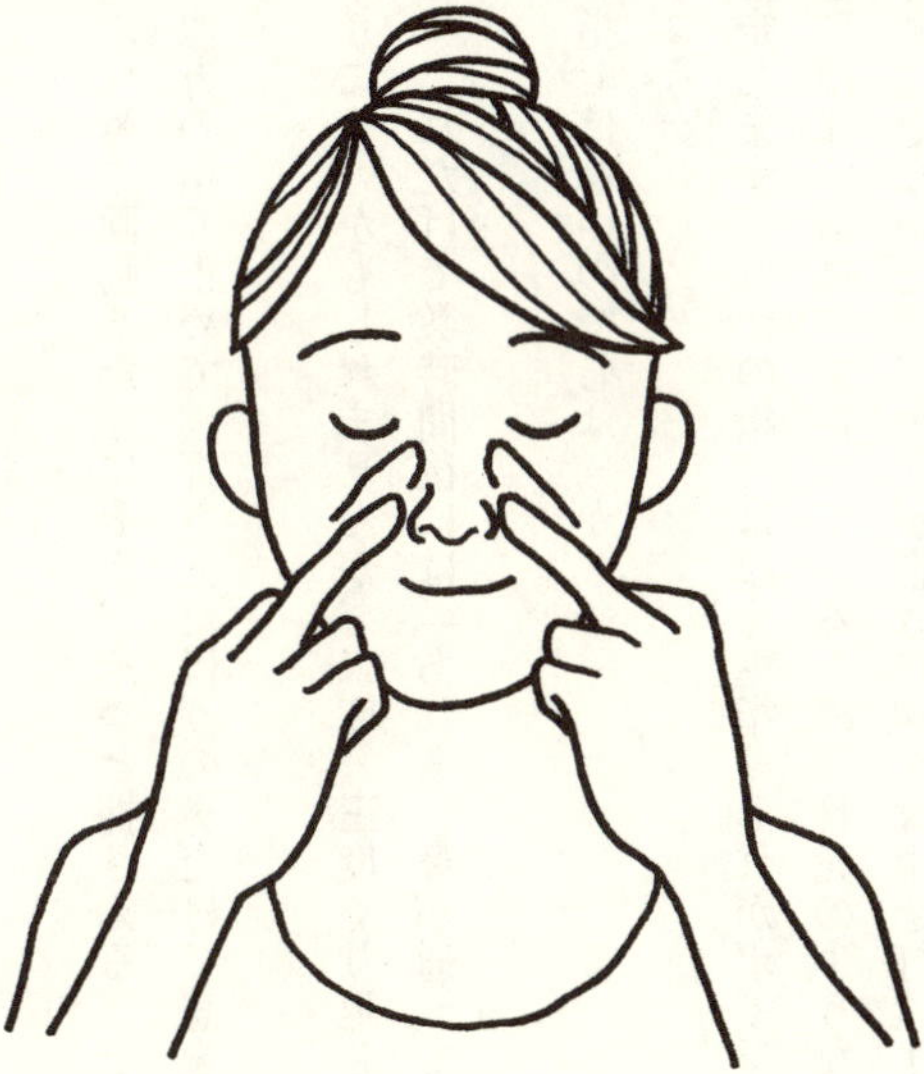

① 中指で目元から鼻の両脇のあたりを軽く押さえ、なでます。

② 場所を変えながら、何度かごく軽く押さえます。どこかで「ああ、ここだ！」と感じる、鼻が通る場所があるはずです。

鼻通しリセトレと中指の関係

両手の中指を目元から鼻の両脇あたりにそえ、そっと押さえる。そのとき、押さえたほうとは反対の鼻の穴を他方の指で止めて、押さえたほうの鼻だけで息をしてみてもよいでしょう。

最初はちょっとやりにくいかもしれませんが、二度、三度くり返してみてください。すぐには効果がなくても、これだけで数時間後には「あれ？　鼻が通ってる」と実感できるはずです。

でもなぜ、人差し指ではないのでしょうか？

「そこは、中指でしょう」

山内さんは指を指定します。ほかの指ではなく中指。それがポイントです。

中指は、ほかの指にはない繊細さを持っているため、目元のようなごく微妙な箇所を触るのに適しているのです。そういえば、医者が患者の胸や背中を打診するときには、中指を使っていますよね。

中指を支配する神経は二つあって、その動きを非常にバランスよく調整しています。人差し指では強すぎ、薬指は弱すぎます。いろいろな指で、実際にこの動作をやって試してみてください。ただしくれぐれも押しすぎないこと。目元はごく繊細ですから。

マダガスカルの謎のサル、アイアイの中指は特殊で、針金のように細く、食物を叩くときと食物をすくい取るとき以外には使いません。人間でも指のそれぞれに適した使い方があることを、山内さんは教えてくれます。

この鼻通しリセトレなら「呼吸を大きくすること」もできます。

鼻がつまっていると、口から呼吸するので、気道は狭くなり、息が浅くなります。鼻から大きく息を吸うと気道が開くため、肺への通路が広がって、吸い込む酸素の量が増えるのです。

しかし、それはいわゆるインドの「ヨガ」の「調息法」とは全く異なるものです。

「呼吸法というものはない。大きく深いゆっくりした呼吸を動作と一体のものとして行うだけだ」と、山内さんはくり返して言います。

カルト宗教などに影響を与えたという「ヨガ」の『根本教典』には、以下のような記述があります。

「そこで行者は、右の親指で右の鼻孔をふさぎ、左の鼻孔で気を満たすべし」

人間の鼻の穴の片方を「親指で」ふさいで他方で気を満たせ、という「ヨガ」が何を意味するのかは、動物の研究者としての島には理解できません。不自然な方法で息をすれば、人の心も不自然にするだけのことでしょう。山内さんが「呼吸法はない」とくり返して言うのは、いわゆる「ヨガ」には、これほどの不自然さがまとわりついているからです。

コラム2

リセット・トレーニングの奇跡

◎アトピーの少女

山内さんは、バランスについて天性の感覚を持っています。そして他人の体のゆがみにはことさら敏感で、その独自の感覚で問題の起こっている体の箇所を的確に探り当てるだけでなく、問題の解決方法も見つけ出してきました。

山内さんはただ自分の楽しみのために、特別に具合の悪い体を見つけると喜び勇み、全身全霊を傾けてひたすら「治したい」と願う、まことに奇特の人なのです。

しかし、その方法でアトピーまで治せるというのは、あまりにも破天荒なことに思われました。

「知人の孫娘で小学一年生になる子が、ひどいアトピーだった。まるでウロコのように全身の皮膚がガサガサになっていました。かゆいものだから、ひっかいて血も出るし。しかし君、あれは治ります。マッサージと保湿、これです」

二〇一二年一月、そのように語る山内さんの電話は耳を疑うものでした。そのときは聞き流していたけれど、よくよく考えると大変なことです。

一三年九月、下関でのJヨガの集まりに島も同行したので、その女の子に会いたいと山内さんに頼みました。その女の子は山内さんの中学校のとき以来の同級生、植田さんの孫娘でした。今回、この本の執筆にあたり、その植田さんにお話を伺いました。

また、率直に以下のようなお話をさせていただきました。

「今執筆している本のなかで、実名を挙げてご紹介したいのですが、それでも構いませんでしょうか?」と。私たちはいい加減な本を作るつもりはないので、とりあげる例も、事実に即したものだけにしたいと計画していたからです。

植田さんは満面の笑顔で承諾してくれたのですが、それには訳があったのです。

「もちろん、いいですよ。これまで孫も家内の腰痛も治してもらっていて言うのもなんですが、本当のところ、自分の身にふりかかるまでは、山内の技術も半信半疑だったのですよ」

その前日、植田さんのご自宅をたずねた山内さんは、植田さん自身の体の不具合をその場で治したというのです。

「実はここ数カ月、正座ができなくなっていたのですが、最近ではそれだけではなく、座ると立ち上がれなくなって、何かにつかまってようやく立つという状態でした。そのうえ、右手が左肩に届かないようになって、服一つ着るのも不自由になっていたのです。つまり、三重苦ですな。昨日、山内が来て、孫娘の様子を見てくれたのですが、私の体を見て『やろうか？』と」

「それで治ったのですか？」

「もちろん。このとおり正座はできるし、手は届くし、立ち上がれるようになりました」

朗らかな顔でそう語る植田さんは孫娘も紹介してくれました。

孫娘の典子ちゃんは小学校二年生になっていましたが、祖母から母親に続く美人家系をそのまま引き継いだ、とてもかわいい女の子でした。そして山内さんのひざに乗ってうれしそうにしているその子の腕をなでながら、山内さんは言うのです。

「今はそれほどでもないけど、冬になって乾燥するとまたガサガサになるだろう。今でもちょっと肌ががさついていると思うけどどうかな」

島も典子ちゃんの許可を得て、その腕に触らせてもらったのですが、驚いたことに山内さんの言う彼女の肌のがさつきを感じることはできません。少女の肌は、実になめらかに感じられたのです。そのとき、山内さんの皮膚感覚が「私たちとは数段違っている」と気がつきました。

ウェイト・リフティング仲間から「山内さんがバーを握ると指の痕がつく」と言わ

れるほど強力な握力のある指は、同時に「超」と呼んでいいほどの繊細な感覚を持っていました。その指先で少女の皮膚の傷みを癒していったのだと、そのとき納得したのです。

植田さんのご一家を見ていると、優しい祖父母と母親と妹に囲まれた少女の幸せがよく分かります。

けれども「孫学」を究めようとしている動物行動学者として見ると、母親をほぼ独占している極めて活発な三歳年下の妹との関係が、姉である典子ちゃんにとっては微妙なのだと、またよく分かるのです。

微妙な感情が肌に影響を与えたことも見逃せませんが、それは優しい手の感触で治癒もするのだという実例を見せてもらいました。子どものアトピーを治すことは、誰にでもできることではないでしょうが、誰にでもできる可能性はあると思うようになったのです。

一四年二月、ベトナムの首都ハノイで自閉症児を対象にしたJヨガ教室を、山内さんとその教え子の先生たちが開きました。

すると驚いたことに自閉症児のうち三人が次々に、山内さんのひざに乗りました。

ご存じの方もいると思いますが、一般的に自閉症の子どもは他人と関わりを持ちたがらないものです。もちろん母親たちに教えていたJヨガの練習はその間は止まったのですが、教室が終わったあとの山内さんの言葉がとても印象的でした。

「子どもがひざに乗ってきたときには、子どもが自分から離れるまでは抱いたままでいる。決して、次の仕事があるからと子どもを追い出してはいけない。それは、その子を否定することになるから」

それが「誰にでもできることではない」という理由ですが、「誰にでもできる」という理由でもあります。

Part 2

「指」編

指先に**力**がみなぎれば
老化が止まる

老化を止めるには指先から

リセット・トレーニングでは指先にことさら深い関心を払っています。それは、パソコンを扱う事務系の人々にも、ピアノや楽器を弾くアーティストにも、ウェイト・リフティングなどの道具をつかう極限のスポーツマンの活動にも生かすことができるからです。しかも、それは脳を活性化し、古びない心を作ることにも役立ちます。

手やその指先が重要なことは、何もパソコンを打つ指などを挙げなくても、日常の生活の一つ一つで実感できます。ドアを開ける、靴を履く、鞄を持つ、包丁を握る、ご飯を食べる……生活の全ての場面で指はたゆみなく働き続けています。その指の動きをなめらかにする方法があれば、動きはもっとよくなるし、疲れも少なくなるでしょう。指の働きは頭の働きに直結しているので、指がなめらかになるとその働きもよくなり、老化を防ぐこともできるのです。

ここで一つテストを。両手を組んでください。親指は右手と左手のどちらが上になりましたか？　では次に、上になる親指の左右が逆になるように組んでみます。違和感がありませんか？　それが、指のむくみです。むくんだままでは、指を繊細に操ることができません。また、使いすぎればそれはそれで指の腱鞘炎《けんしょうえん》、いわゆる「バネ指」にもなりかねません。

トレーニングを終えたら、ピアノを弾いてみてください。ゴルフのクラブを握ってみてください。指先が軽くなっていることにおそらく驚かれることでしょう。

ごく簡単な原理だと思います。血液は全身を回っているのですから、指先など末端で血の流れをよくすれば、全身の血行がよくなるはずです。**手指、足指の先を動かせば、全身に力がみなぎるのです。**

「手指」
リセット・トレーニング

その1
両手組み伸ばしリセトレ

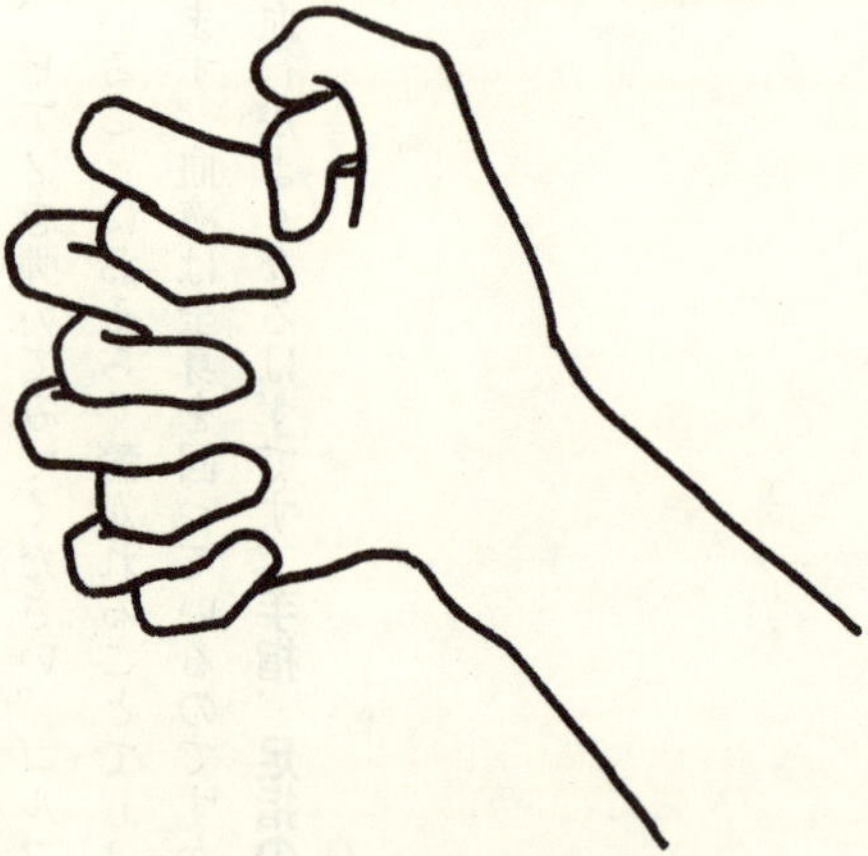

① まず指を整えましょう。両手を組んで、しっかり握りしめます。

② リズムよく少し上下に振りながら、1、2、3、4、5、6、7、8、9、10、としっかり握りしめます。

③ 次に、組んだ両手をそのまま前に。息を吐きながらゆっくり両腕を伸ばしきったら、指先もしっかり伸ばします。

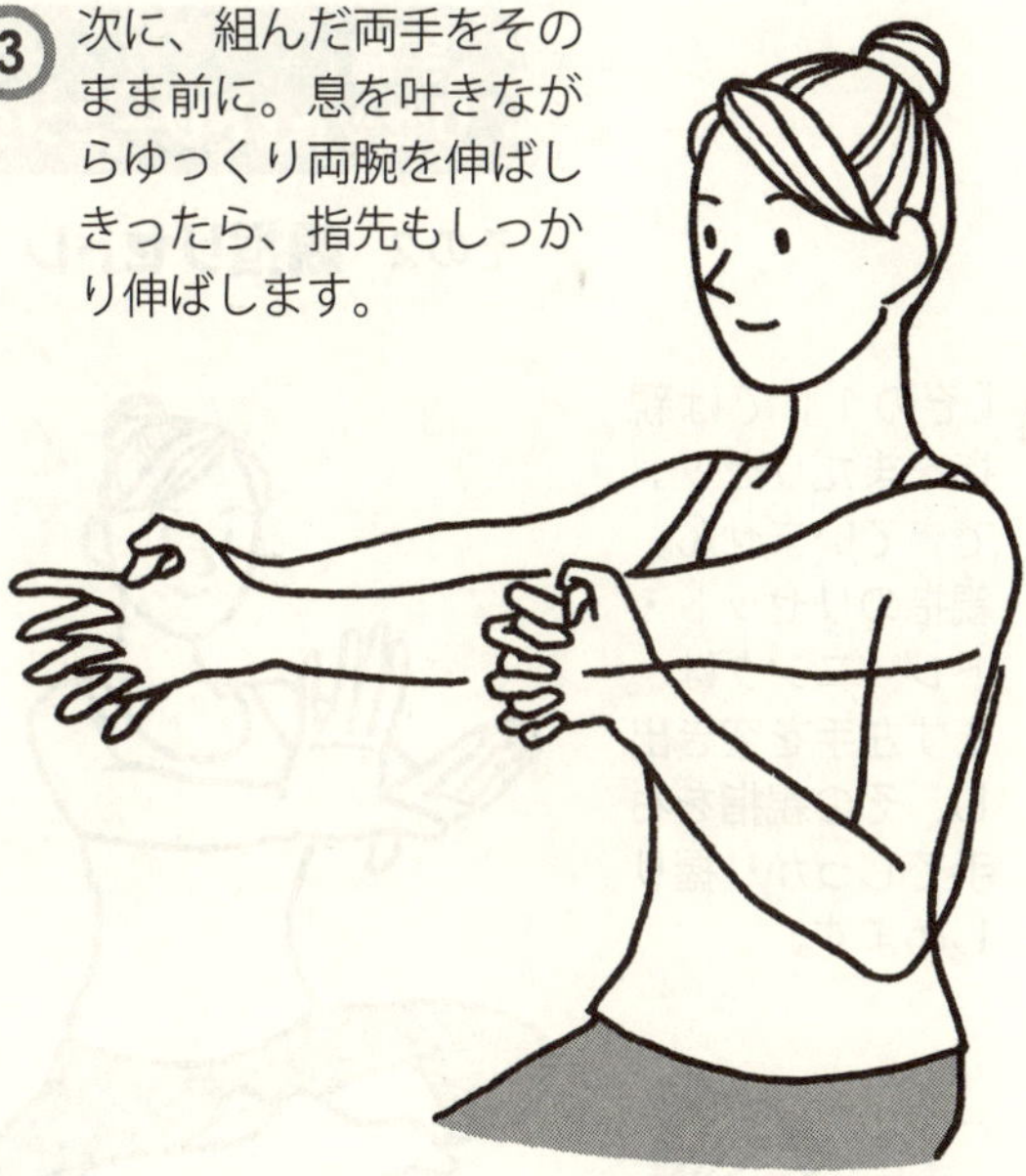

④ 息を吐ききったら両手を握りしめて、ゆっくり胸元まで戻します。

⑤ 組んだ両手をまたリズムよく10まで数えながら握りしめ、また伸ばします。これを３回くり返してください。

⑥ 左右の手を組みなおして同じようにくり返します。指が細くなった感じがすれば、それは指のむくみがとれたのです。

「手指」
リセット・トレーニング

その2　親指リセトレ

① 「その1」では親指をまだリセットできていません。親指のリセット・トレーニングは、まず左手を突き出し、その親指を右手でしっかり握りしめます。

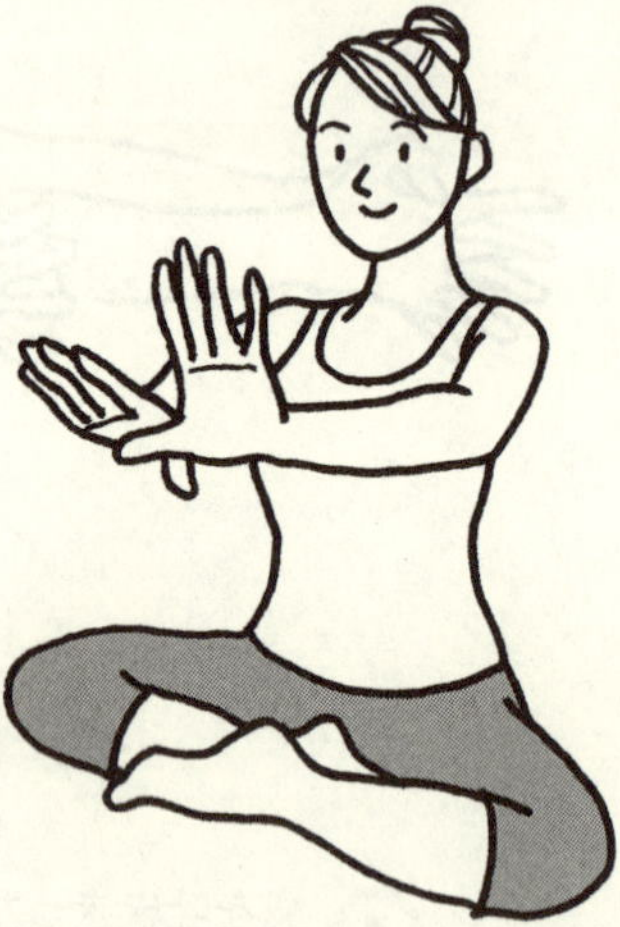

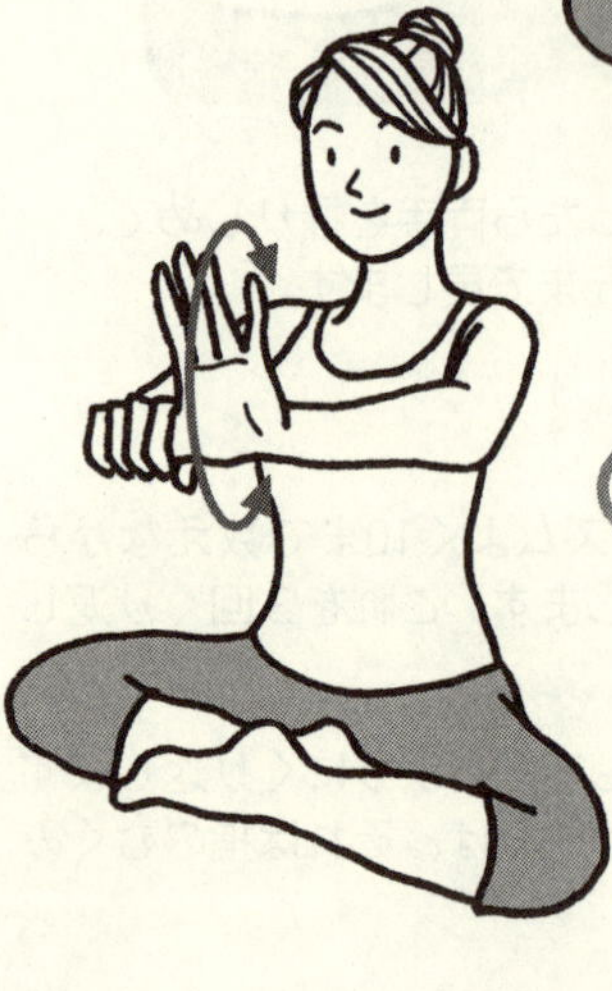

② 右手で握りしめたまま、左手の親指を軸として、左の手首をねじります。

③ 握ったままで左手をゆっくりねじりながら、右手を抜いていきます。抜きとる最後の最後まで、ねじっていくのがポイントです。

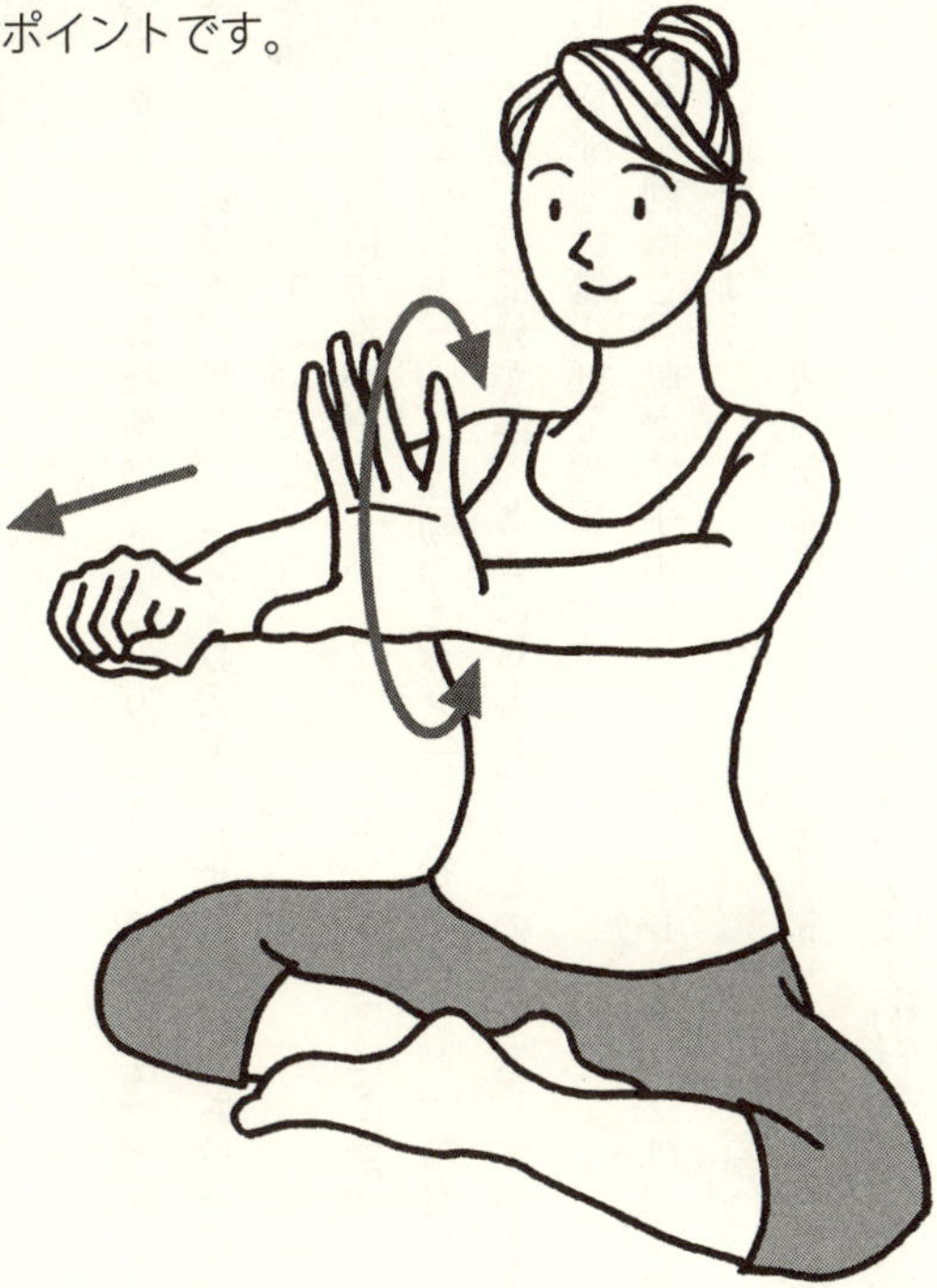

④ 次に反対の親指を同じように握ってねじり、これを交互に3回ずつくり返しましょう。

指先は脳に通ずる

ここで紹介した指先を蘇生させる技術は、ただの方法ではなく「秘法」と呼びたいほどですが、山内さんはそれを誰にでも、惜しげもなく教えてくれます。私たちはその恩恵にあずかれるという特典を得たと言ってよいでしょう。

手指と口がどれほど脳に関係するかを示すペンフィールド（Wilder Penfield：一八九一－一九七六、カナダ人の脳生理学者）の「運動のこびと」「感覚のこびと」の有名な図を紹介します。この図は、大脳のどの部分が体のどこに対応しているのかを示しています。おどろくのは、手指と口に対応する大脳の部分の広さです。

この図を見ても、指先を刺激し、動かす手指のリセット・トレーニングは、大脳の機能を活性化させると言っていいでしょう。

指は効果的にねじることが難しい微妙な部位ですが、リセット・トレーニングではそれをごく簡単にできるのです。図にあるとおり、親指に刺激を与えるだけで頭の多くの部分が活性化されます。親指がスムーズに動くようになれば、脳に決定的な影響を与えるはずです。

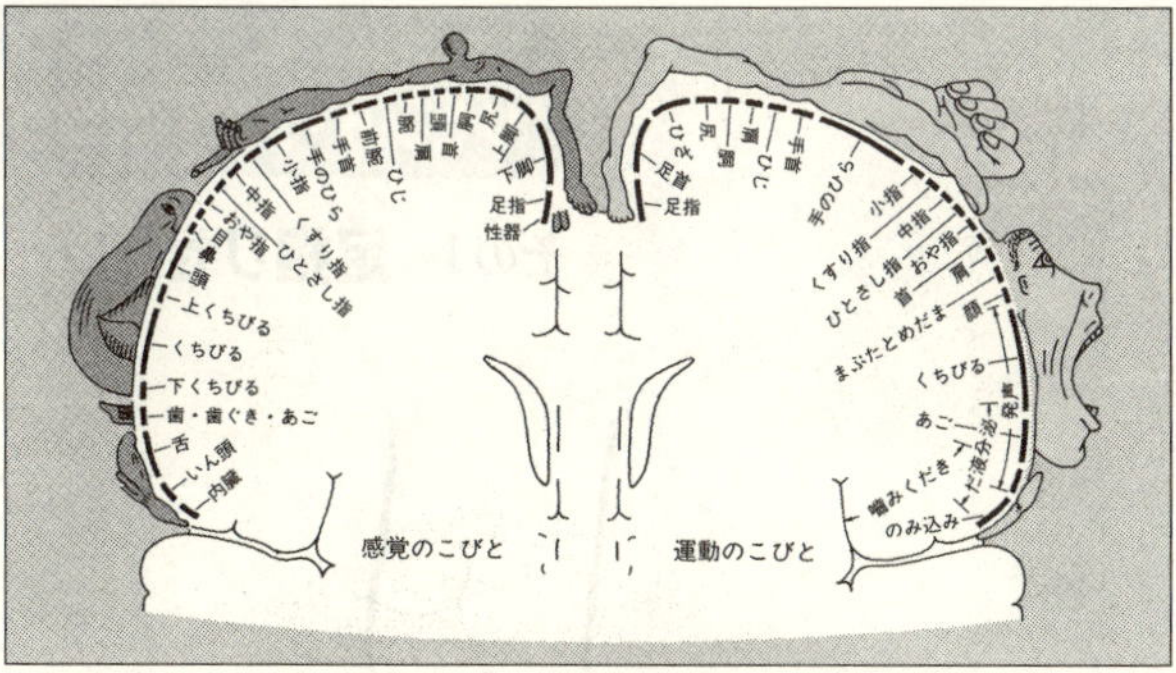

ペンフィールドによる「ヒト大脳の機能地図」（『人体解剖学 改訂第41版』藤田恒太郎、南江堂より引用）

「手や指をねじって回転させてみて、自分の体の動きを味わってほしい」

これは、自分の体への感覚を取り戻せという山内さん流の表現です。**指先はただの手の付属品ではありません。指先が曲がると、手に、ひじに、肩に、首に、頭にまで影響します。**そして、知覚はできないけれど「自分の大脳のどれほど多くの部分が使われているか」を意識すると、指へのリセット・トレーニングの本来の意味が分かるのではないでしょうか。

朝の目覚めに指のリセット・トレーニングは最適です。両手を合わせてしっかり握りしめるだけで、世界の見方が変わってきます。

同じことは、足指でもできます。年をとって、起き上がりの一歩が難しくなればなるほど、この足指のリセット・トレーニングの効果は明らかになってきます。

「足指」
リセット・トレーニング

その1　足指リセトレ

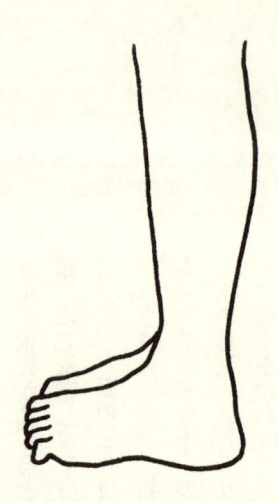

立って、座って、寝ながらでもいいので足の指をねじり、グー・チョキ・パーの形を作ります。このとき、踵を突き出す、足先をグンと伸ばすという動作を組み合わせると効果的。さらにその形のまま、足首から先をねじって回してもより効果が。

① 足指をグーの形にする。このまま踵を突き出す。また、このままつま先立ちをしてみましょう。

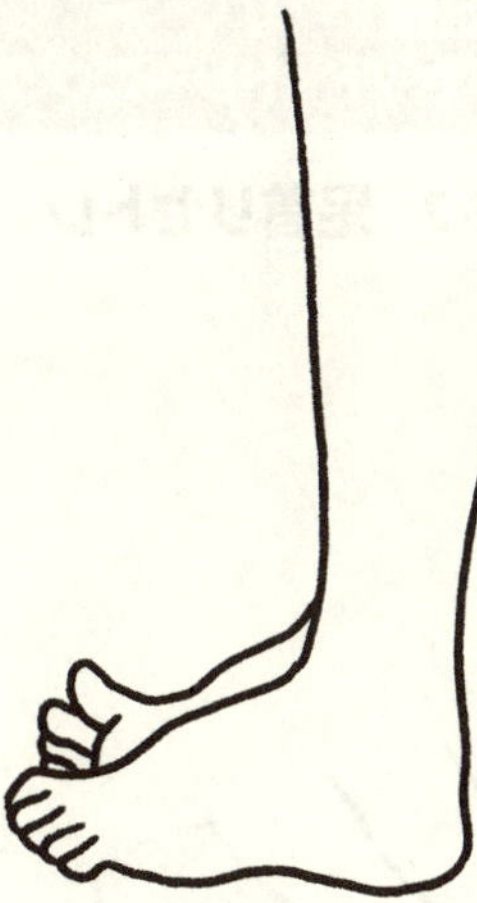

② 足指を上にねじります。親指だけを上げるとチョキに。このまま踵を突き出したり、またつま先を伸ばしてください。

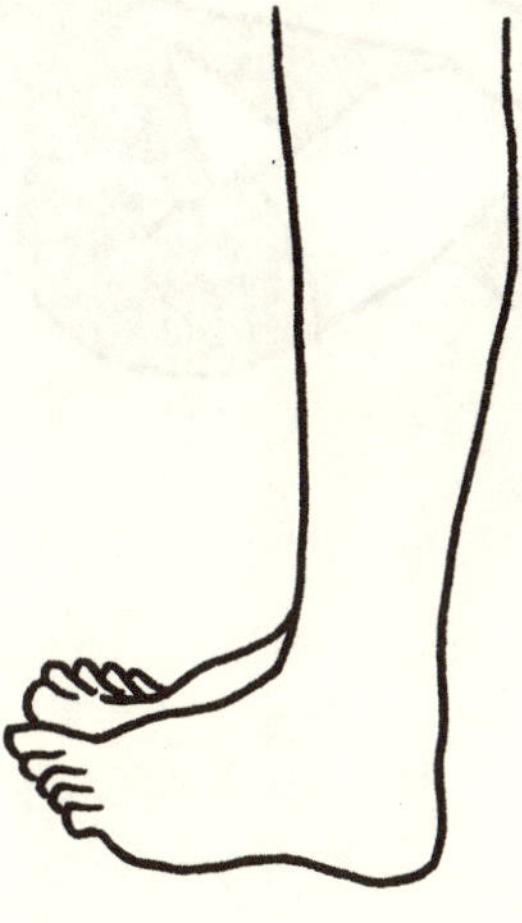

③ パーの形。何もしていないようですが、しっかり伸ばすという気持ちが大切。「パー」と言ってしまうことで、足指の先まで感覚を取り戻せるでしょう。

「足指」
リセット・トレーニング

その2　足首リセトレ

① 座ってひざの上に反対の足を乗せます。両手で足首をしっかり握りしめ、足の力で10回つま先を回します。

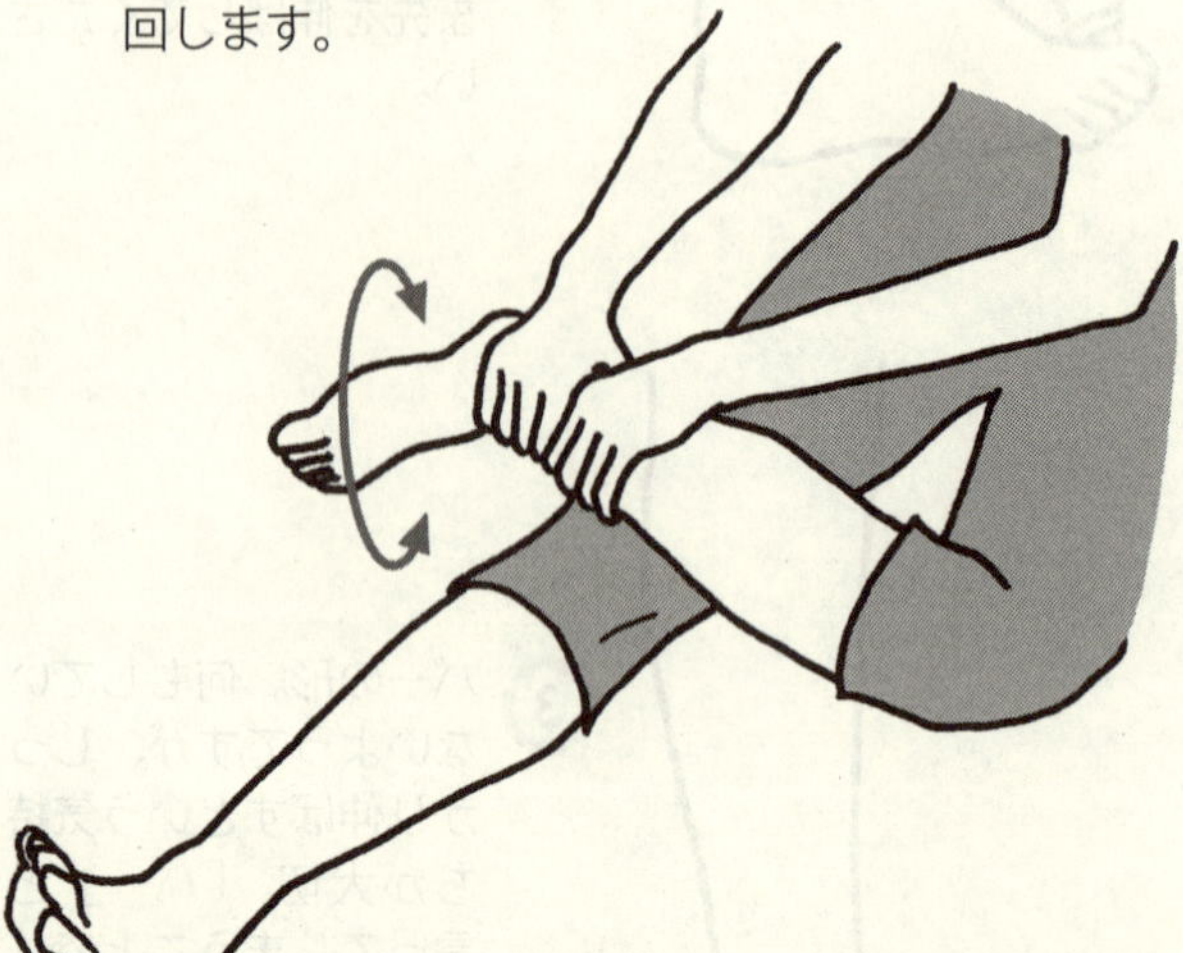

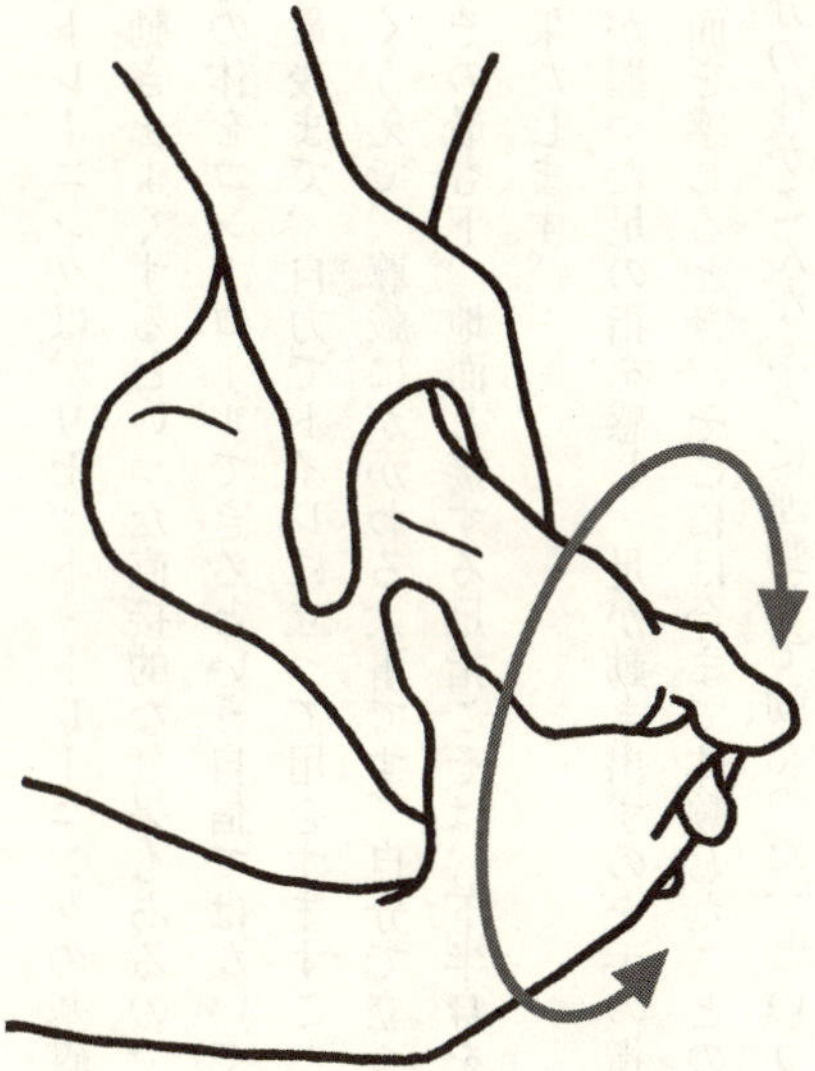

② 次に①の形のまま、足指の間に手を入れ、一方の手で足の先を、反対の手で足の裏をしっかり握ります。そして足の力で10回ほど回してみてください。自分の足でないような感覚が生まれるでしょう。どこが動いているか、自分の手で感じてください。

足指をコントロールして、人生に悔いを残さない

足指のトレーニングは、リセット・トレーニングの基礎と言えるかもしれません。痛みを軽くし、動きをよくするといった直接的な効果もあるのですが、それ以上に大きいのは、自分が自分の体をコントロールできるという自信ではないでしょうか。

最後の最後まで、自力でトイレに立って用をすますことができるかどうかは、人間として生きていくうえで、尊厳にかかわる大事です。自分で立つためには下半身の強化は欠かせませんが、その最も下、地面と接する足指こそは、下半身をしっかり安定させるために決定的な役割を果たします。

手の指が握った足の指を感じ、足が動き出すのを手の指で止め、他方の手の指先が回る足の裏や側面を感じるとき、そこには今まで体験したことのない新しい感覚の世界が広がります。「自分の体がこんなふうに連動して動くのだ」という感覚を持つことは、それをコントロールする自信につながるでしょう。

年をとると夜中に目覚めて不安が広がる回数も増えますが、そのとき、自分の心を平常に

保つ技術として、顎関節とともにこの足指のリセット・トレーニングを薦めます。一見して「大したことない」と思われるかもしれません。しかし、決定的です。老齢になった者自身がその経験から言うことです。ぜひ、お試しあれ。

土踏まずが切れる奇病

二十代から、島の足裏はときどき切れて痛み、ひどいときには血が出るほどでした。その理由はよく分かりません。裸足で土を踏むとてきめんに切れるので、同じ病の爬虫類研究者の千石正一さんと「高貴な生まれの持病ということかも」と笑ったものです。

「これだけ長い間の病気だから、民間療法とかいろいろ言われるでしょうが、そんなものを信用してはいけません。私の薬を使いなさい」

四十代の頃、知り合いが紹介してくれた皮膚科の医者は、自信たっぷりにそう言いました。原因は「たぶんストレスでしょう」と。ところがこの医者の薬が全く効かず、長い間この苦しみは続いたのです。

四十代後半の頃、妻が新聞で見つけた「グリセリンと焼酎を混合した油」を作ってくれて、それを塗ったところ一時完全に治りましたが、残念ながら六十代後半にはこれも効果が乏しくなりました。しかし、リセット・トレーニングで足指のグー・チョキ・パーをくり返し、それを習慣にしたおかげで今はほぼ完治しました。これは、体が反応する実感です。

この一つだけでも、島は山内さんに足を向けて寝られないと思っています。もっとも、この極めてしつこい持病はそう簡単ではなく、「足裏切れない歴」八カ月目の二〇一四年一月、年末年始のストレスのためか、ついに両足の裏ともに切れました。しかも左足はそれまで切れたことのない踵とくるぶしとの間の内側側面という妙なところでした。

あきらめずにリセット・トレーニングを続けたところ、それから二週間後の一月二二日、孫の中学入試の発表日に足裏は再びきれいになりました。足指リセット・トレーニングは効いているという実感を持ちましたが、またすぐに切れてしまいました。しかし、面白いことに、これまでのように痛くはないのです。何かが変わったと実感しました。

その後、本当によくなったと感じたのが、二月中旬でした。山内さんとベトナムに行ったときに、ひどいあかぎれだったベトナム人教師にワセリンを塗り、ばんそうこうを貼って二日で治したのを見て、私も二月二〇日以降ワセリンを塗るようになって足裏は完全に治りました。この本を執筆している四月末現在までは大丈夫です。

つまり、この一年間は、一生涯の間つきまとってきた、島の奇病はほぼ抑えられています。

これは明らかにリセット・トレーニングとワセリンのおかげです。「つまり、**山内さんがアトピーの少女について語った「マッサージと保湿」＝「リセット・トレーニングと保湿」は、こんなことにも有効でした。**

コラム3

曲がった指は、誰でも治せる?!

「バネ指って言うんですか? 人差し指がここまでしか曲がらないんです」

ホーチミン市を案内してくれた河村きくみさんが、車のなかでの四方山話のついでという感じで言った言葉に、隣に座った山内さんが反応しました。「ああ、見せて」と。

そこからマッサージがはじまったわけですが、「あら、治った!」という声が車内にあがるまで、さほど時間はかかりませんでした。

さらに二〇一二年一月。下関でのJヨガ整体の講座を終えて帰るとき、その場の写真を撮っていた乾さんがふとこんなことを言いました。

「山内さんて、すごい方ですね」

「そうでしょ」と軽く受け流したところ、乾さんは「いや、私も治してもらったんですよ」と。

「え、あの撮影の間に?」

その講座には二〇人以上も参加して、なかには脳梗塞四回という猛者もいたので、山内さんの活躍は大変なものでした。しかしまさか、その合間にカメラマンにまで応対していたとは。

「で、どこ?」

「この右の人差し指です」

「なるほど、もうなんでもないんですね?」

「ええ、山内さんも『君の指の術前術後を撮っとけばよかったな』と笑っていました。ずっとこの指がしっかりは曲がらなかったんですが、もう完全です。カメラマンとして最高です」

彼がその写真を送ってきたので、見ていたところ、妻が「あら、私と同じ」と言うではありませんか。そういえば、彼女も同じように右手の人差し指が完全には曲がらなかったのです。島はすでに山内式の伝道者ですから、「ああ、これなら俺でもできる」と、十数分かけて指先が曲がるようにしました(もっとも山内さんのように完全にはいきません。亜流の悲しさです)。

「あら! 子どもの頃のしもやけで、指

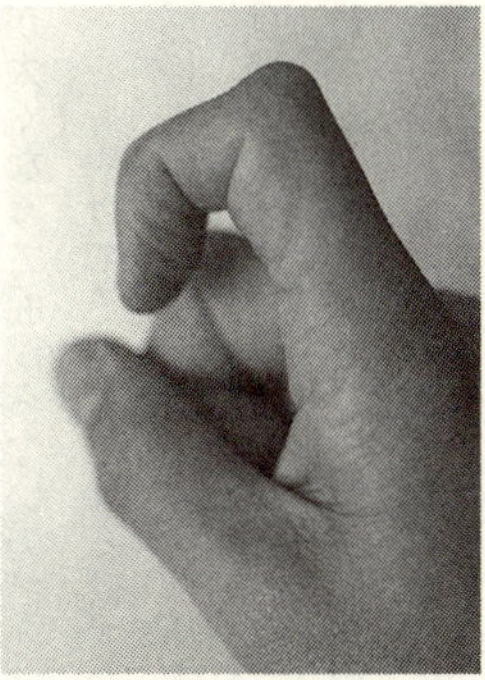
すんなり治ってしまったので、「バネ指」の形を乾さんに再現してもらって撮った「やらせ写真」です。念のため

が太くなって曲がらないのだとばっかり思っていた」

しもやけでそんなになるはずないでしょう。

しかし「病気だ」と言われた島の同級生の指を、目の前で治してみせた山内さんには驚くしかありません。それは「近藤弓子さん・左手薬指事件」と呼ばれている（わけがありません）。一三年一〇月のことでした。

「私の薬指は母の介護でこんなになってしまって、もう指輪も入らない。医者に診せたらリューマチって言われたけど、検査したらその指標は出なかったの。曲がったままでコブになって……年でしょうかね」

久しぶりにお会いした近藤さんはとても悲しそうでした。実際、ここ一〇年間近く、彼女が老齢の母親を介護した大変さはよく聞いていたし、「指も曲がるほどだったのだろうな」とあらためて同情しました。しかし、なぜか山内さんはちょっと笑っているのです。山内さんにとっても近藤さんは高校の同窓生で、よく知っている間柄でした。

「医者はリューマチだって言ったんだね。しかも治せなかったんだね。じゃあ、私が治したら幾ら払うか？　最初に金額を決めよう。島君、君が証人になって金額を決めてくれ」

しかし、かつて高校の「マドンナ」だった近藤さんもヤワではありません。「治ったら考えましょう」と平然たるもの。

そこからは例のごとく、目の前での数分間のマッサージで、山内さんは彼女の左手の薬指に、見事に指輪を入れられるようにしてしまいました。

「あ、入る！　まっすぐになった！」

「感謝のない人と治療費を払わない人には、三日で元に戻るようにしておいたからね」

「大丈夫。私、山内さんのやり方おぼえたから。ねじって回せばいいのよね」

かつての高校マドンナ、半世紀を経てもいぜんとして強し。

◎津軽三味線の名手事件

二〇一三年五月、青森県八戸市でウェイト・リフティング・マスターズ大会が開催されました。山内さんはその大会に出場したあと青森市に寄って、そこで津軽三味線の名手にたまたま出会いました。

しかし、その絶妙の指さばきを見ているうち、山内さんにはちょっと気になることがありました。そこでこう申し出たそうです。

「ちょっと指を触らせてほしい」

名手は名手を知るとはこのこと。はじめての出会いにもかかわらず、名手は三味線弾きの生命線である自分の指に触らせることを快諾しました。山内さんはまず彼の左手の小指を少しマッサージしました。ゴッド・ハンドによるマッサージ、もちろん津軽三味線の名手がその効用に気がつかないわけがありません。

「『指が軽くなった』と、にっこりされたよ」

さらに「右手も触らせてくれ」と頼んだ山内さん。もちろん名手に否はなく、ついに本格的に名手の手指のしこりをほぐすことになりました。

さて、山内さんが一通り指をほぐしたあと、名手はやおら三味線を引き寄せ、演奏をはじめたそうです。

「それが終わらないんだよ」

そのときを振り返って、山内さんは言います。

ついにその長い、長い演奏が終わったとき、津軽三味線の名手は山内さんに深々と頭を下げ、こう言ったそうです。

「この曲は、最近では弾けなくなっていた曲でした」

Part 3

「肩」編
「こり」を取るには「こつ」がある

肩こりからは逃げられないけれど

最初に簡単に説明した方法だけで、ほとんどの方の肩こりは解消したと思います。

しかし、肩こりはデスクワークには付きもので、完全になくすことは難しいものです。肩こりのたびに腕を回すのも、職場ではちょっとと思われる方、もしくはさらに効果的な方法が知りたいと思われる方も多いでしょう。

では本格的に、肩こり退治をはじめましょう。

「肩」
リセット・トレーニング

その1　肩こりリセトレ

① イスに浅く腰掛けて、両足を軽く開いたまま、胸の前で手の甲同士をつけて逆に合掌し、そのまま両ひじをなるべく高く上げます。

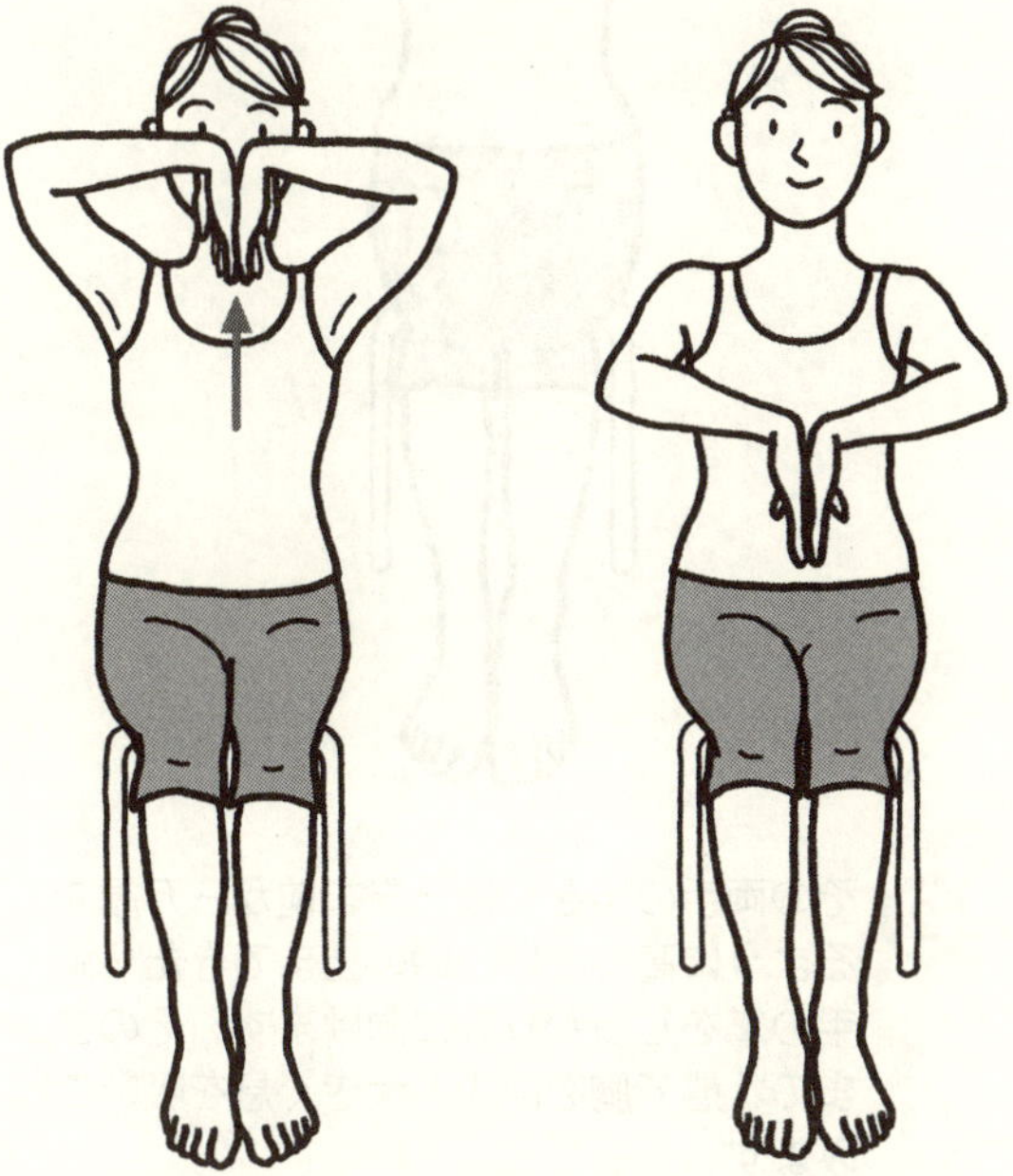

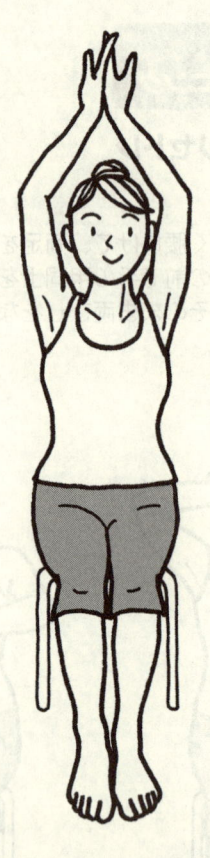

② その両手の甲をつけたまま前から万歳するように高く上げ、頭の上まできたら両手の掌をしっかり外に向けます。そのままの状態で胸を開き、大きく息を吸いこみます。

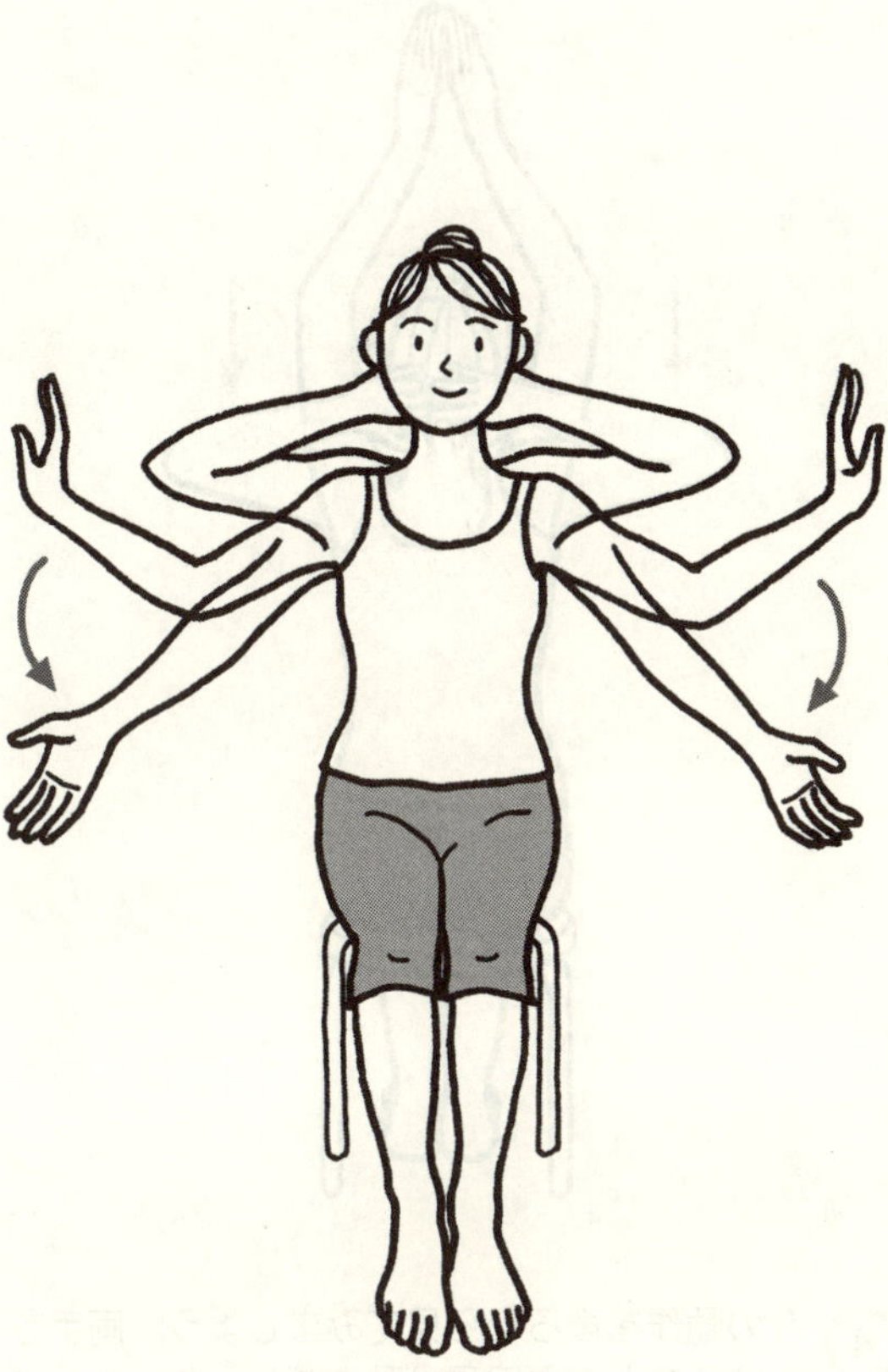

③ そのまま頭の後ろへひじを曲げて下ろし、肩甲骨を中央に寄せます。息を吐きながらゆっくり両手の先で首すじをなでるように肩まで下ろしたら、両手を真横に広げ、下ろします。

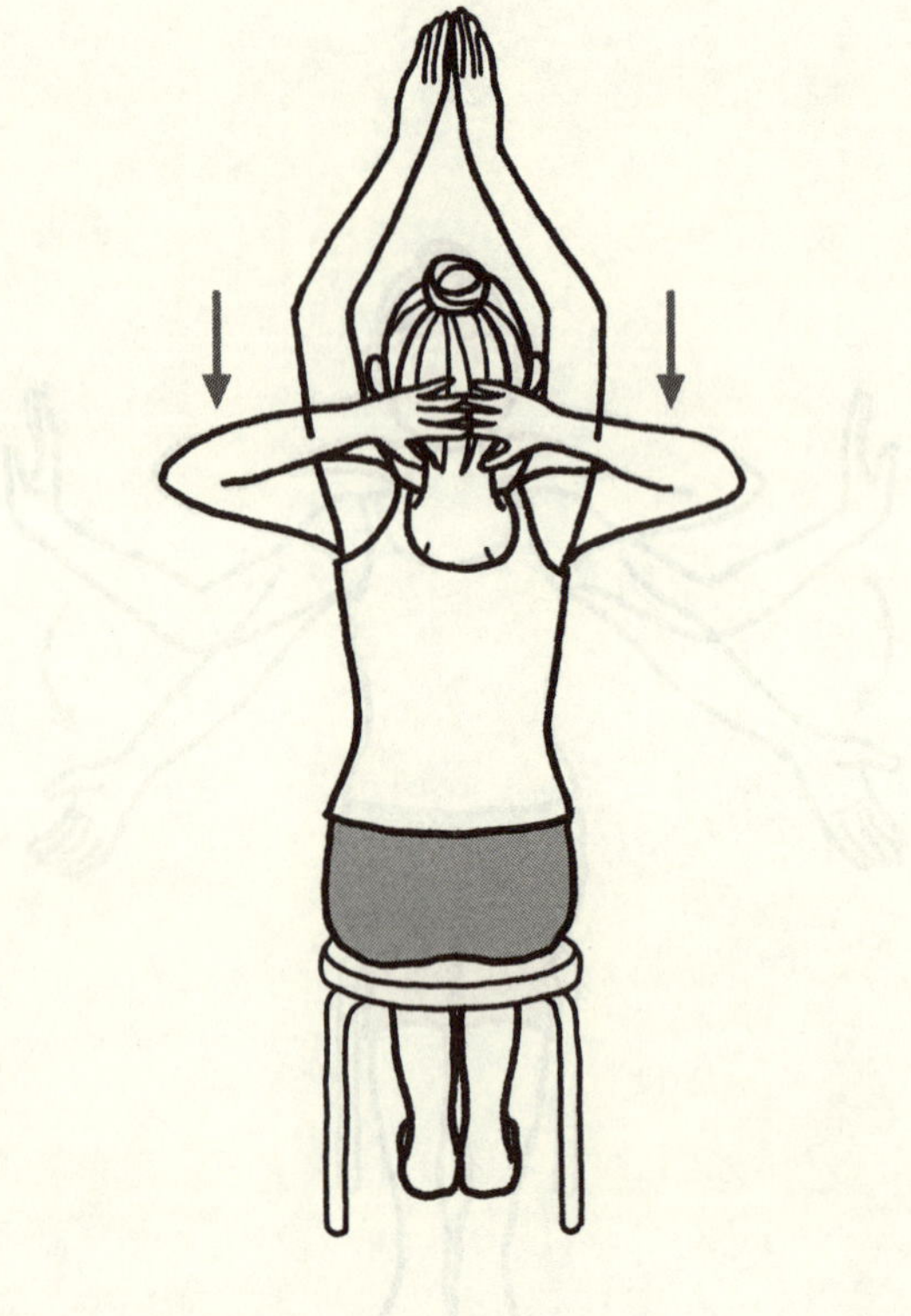

④ 今の動作を後ろから見てみましょう。両手を上げることで肩甲骨が動きだし、たくさんの筋肉もそれにつれて動いています。できる限り両手は離れないようにしてください。息を吐きながら、その両手の指先を合わせたまま、頭に触れ、さらにうなじに触るように下ろせるところまで下ろします。

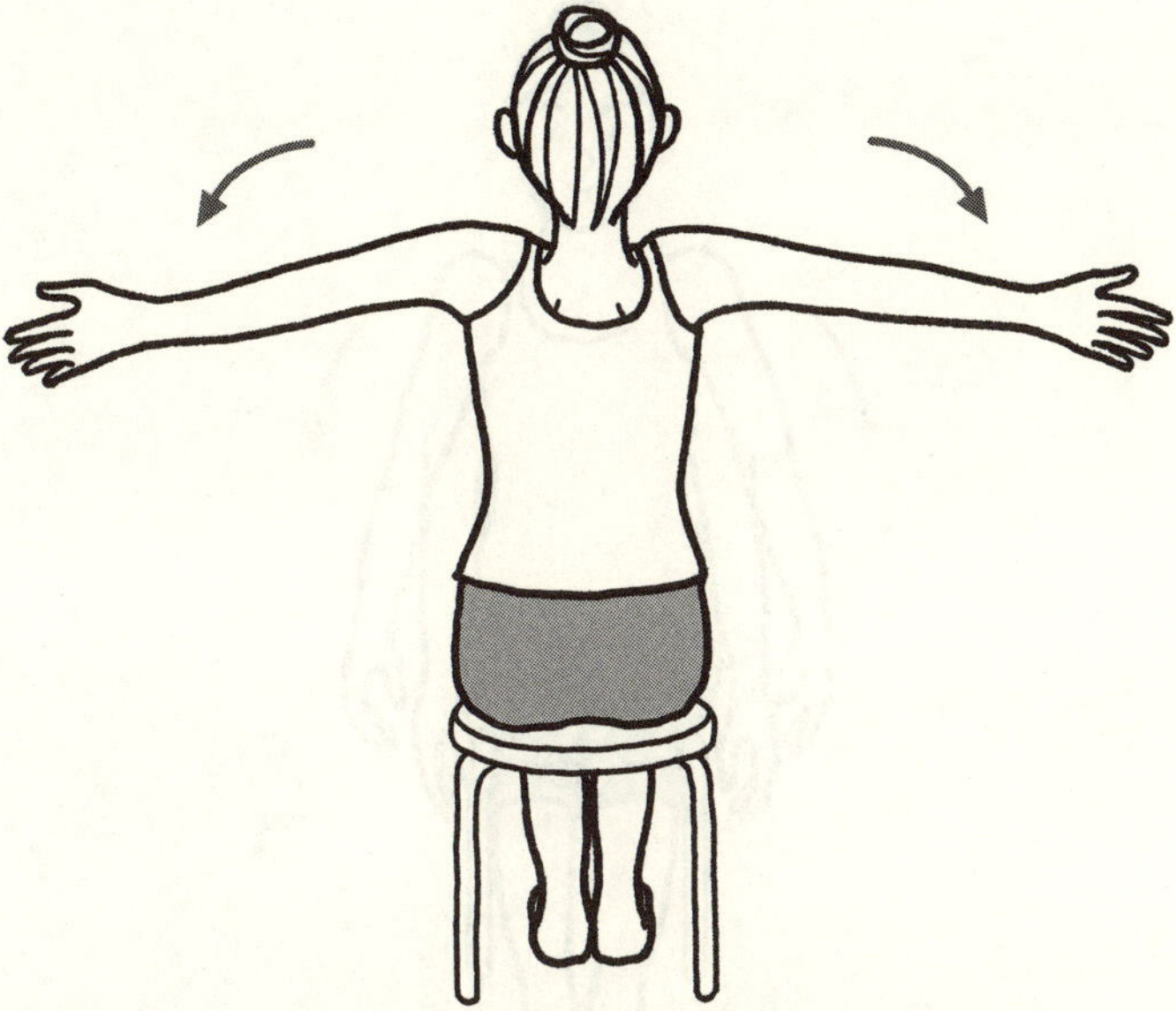

⑤ そこから大きく両手を真横に開きます。このとき思い切って指先まで伸ばしきる感覚で、少し後ろまで広げましょう。ここで大きく呼吸をして掌を返し、さらに胸を張って、両手をゆっくり下ろします。①からここまでを３回くり返します。

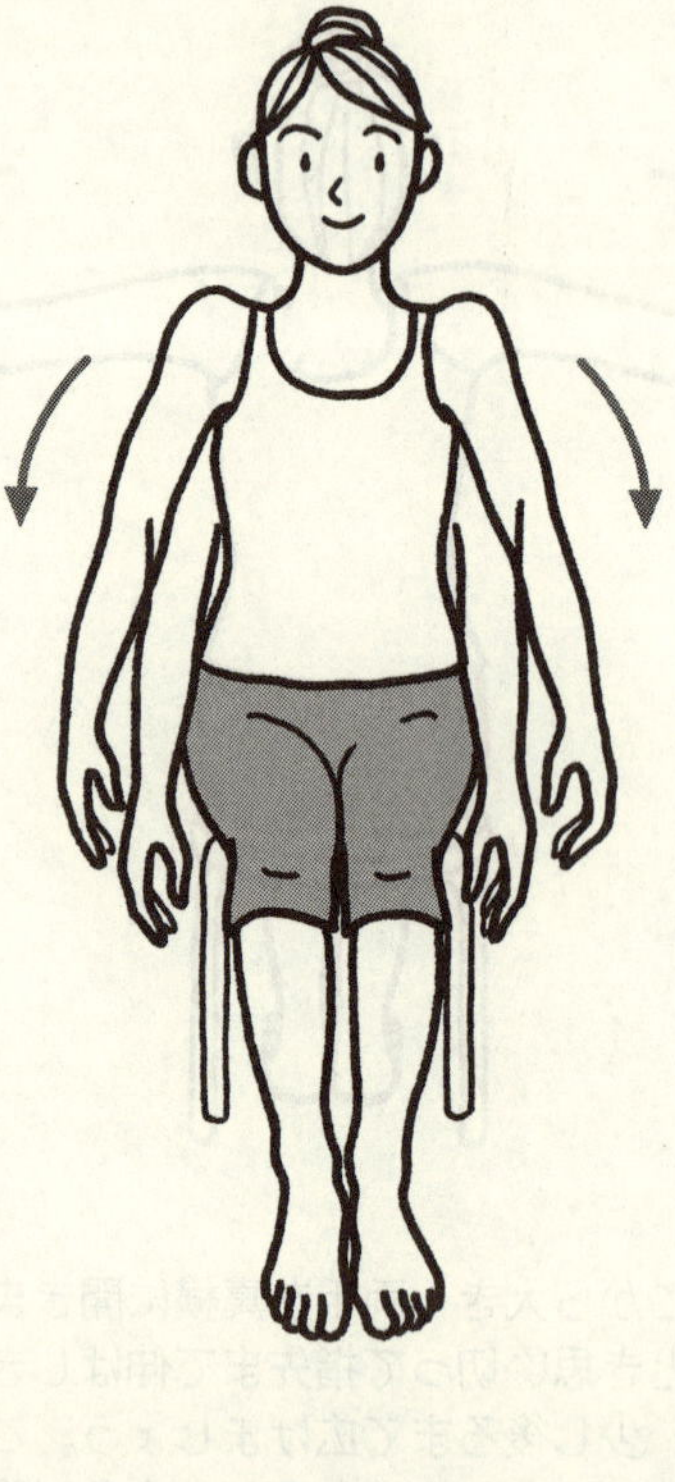

⑥ 終わったら肩をすくめ、ストンと下に落としてリラックス。張った肩を元の状態に戻します。

肩こりリセトレのポイント

掌を外に向け、両手の先をつけるのがポイントです。

肩こり解消の一連の動作、つまり逆合掌―頭上持ち上げ―首すじなで―両手開きは、リセット・トレーニングの枠とも言えるでしょう。これをゆっくり呼吸したり、アクビをしながらやると、より大きな効果があります。

肩こりは結局、首すじから肩までずきんのように広がった大きな僧帽筋《そうぼうきん》という筋肉の疲れです。頭を下げた格好、胸をすぼめた体勢は、全て僧帽筋を緊張させます。

その緊張を解き、僧帽筋の緊張とともにあちこちひっぱりあっている肩から首すじにかけての大小の筋肉のひきつれをとることが、肩こりを軽減する方法です。

五十肩と肩こり

島の知り合いの整形外科医の話では、患者の訴える痛みの大半は肩、腰、ひざの痛みだそうです。ただ、その部位が痛いからといって、同じ病気かというと全くそうではないので、まずは病院に行って、その原因が何かを明らかにしたほうがよい、というのが適切なお薦めでした。

肩があまりにも痛いときは、医師に相談することは必要です。なにしろ、肩とは言っても実際には首の問題だったりするので、どこがどのように痛いのか、それはなぜなのかをまず確かめなくてはなりません。

肩こりも大きく二つ、僧帽筋が寒さやパソコン作業などで緊張して起こる場合と頸椎の椎間板に障碍がある場合に分けられます。

僧帽筋由来であれば、リセット・トレーニングを行えば、肩こりが軽減することは確かです。ゆっくり、ゆっくり、ふつうの呼吸を心がけてリセット・トレーニングの肩こり軽減法を試してください。

ただ肩こりがあるだけでなく、しびれを感じる場合は椎間板由来なので要注意です。この場合は、すぐに医者に行って、診断してもらいましょう。

「腕が上がらない」といった五十肩はこの「肩こり」とは違っています（整形外科医の受け売りです）。これは五〇歳くらいからはじまる肩甲骨の腱板《けんばん》の変性が背景にあります。この変性は、中高年ではふつうに起こりますが、それがいつも痛むわけではありません。

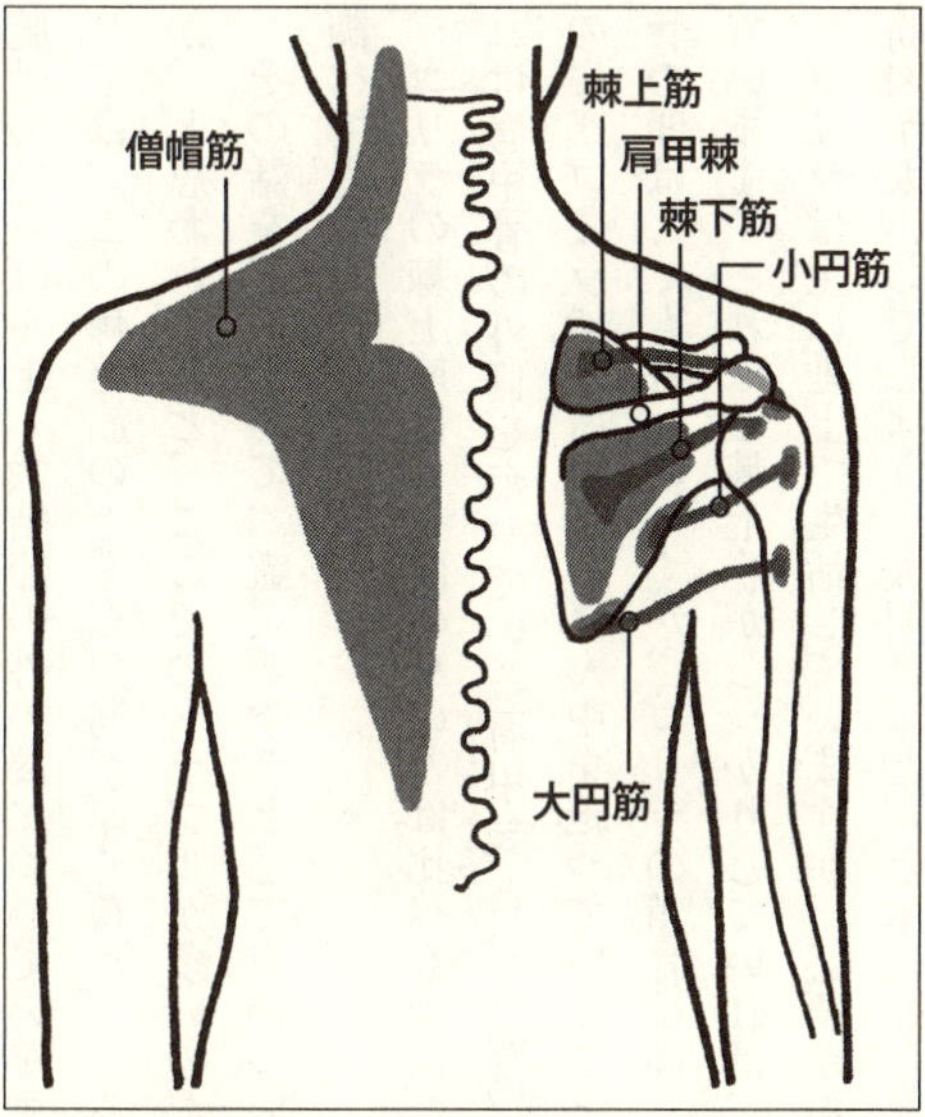

五十肩に関係していつも問題を起こしている箇所があります。それはもっぱら肩甲骨から上腕骨につながっている棘上筋《きょくじょうきん》です。

腕を引っぱり上げる棘上筋は、肩甲骨の上側からはじまって、鎖骨と肩甲骨の肩峰の間の狭いところを抜け、上腕骨のいちばん上、大結節の外の端についています。腕を上げる（上腕を外転する）筋肉としては、この棘上筋の上を三角筋が厚く覆っているのですが、もともとの設計ミスじゃないか、と思われるほど、ここでのトラブルが多いのだそうです。

その話を聞いていて、霊長類学者として思いついたことがあり、ゴリラの棘上筋について調べてみました（注1）。

ゴリラの棘上筋は、人間のものとは比べものにならないくらいに太く、大きいのです。それは肩甲骨の外側を走っている肩甲棘《けんこうきょく》という骨の突起が、人間では肩甲骨の上の端にあるのに、ゴリラでは肩甲骨の真ん中を走っていることに起因します。また、人間の肩甲骨と鎖骨の間はとても狭いのですが、ゴリラの鎖骨は高く湾曲して、太い棘上筋を通す構造になっています。これほど棘上筋がしっかりしていれば、ゴリラに五十肩はないはずです。

ゴリラは主に地上で生活していますが、必要があれば木に登るので、腕をまっすぐ上げる筋肉が太いのでしょう。人間はほとんど木に登らないのでこの筋肉が細くなっていて、使われずにいる間に、動きを忘れてしまうのだと思われます。

ちなみに、島はサルの調査のとき、木に登るのを半ば趣味にして来ましたので、五十肩は経験していません。

＊注1　W. B. Atkinson, A. H. Schultz, H. Elftman, W. L. Straus Jr., J. E. Hill, S. L. Washburn, 1950, *The Henry Cushier Raven Memorial Volume, The Anatomy of The Gorilla*, W. K. Gregory ed., Columbia University Press, New York.

このゴリラの解剖学の本は、遠藤教授に見せていただいたもので、「それほど稀覯本というわけではありませんよ」とはおっしゃっていましたが、これはうれしい学問的な友情と言うものでした。この本の図の大きさには驚かされました。ゴリラの手がそのままの大きさで、折りこまれた頁に描かれているのです。

これはH・C・ラベンが未完成のまま残した資料を元に、アトキンソンやシュルツという一流の解剖学者とヒルやウオッシュバーンという人類学・霊長類学者が協力して完成した本です。しかし、それが一九五〇年という第二次世界大戦直後であることには驚かされます。またしても、余計なことですが。

肩こりの現実とその解消

二〇一三年一〇月、島はまとめなくてはならない仕事の膨大さに圧倒されながら、ひたすらパソコンに向かうこと一日一〇時間を超し、目の疲れ、指のひきつれ、そしてついに肩こりになってしまいました。それも異常なまでの痛みを伴うものでした。

そしてこの頃、山内さんとのこの本の刊行が決定しました。猛烈な肩こりに苦しめられながらも、「これが本当に治らなければ、山内さんのリセット・トレーニングが有効とは言えない」と覚悟した瞬間でした。

もっとも、心の底ではこの肩こりは極端に忙しい状態が続いたからであり、「これを耐えきれば、マダガスカルでひと月は森のなかだ」などと、ひそかに思っていたところもありました。それくらいの期間たっぷり休めば、いくらなんでも肩こりは治って、しかもそれまでの肩こり経験で、その実態にも詳しくなっているからいろいろ好都合だろう……などと。

ところが、本当にひと月もマダガスカルの森のなかをさまよい歩いたのに、驚いたことに、日本に戻ってパソコンの前に座ると、前と同じ肩こりがはじまり、ついには胸まで痛くなってしまいました。

原稿用、ウェッブ用、映像用と三つのパソコンを使い、その合間にはテレビを見る。わがことながら、いったい何時間モニターを見ているか、どれだけ目や肩を酷使しているか見当もつきません。

「よし、原稿を打つとき、パソコンの画面を見ないぞ、韓流ドラマは見ないぞ」などと決意し、メガネも新調して、モニターのちらつく画面の地獄から抜け出ようともがきました。

しかし、さっぱり治りません。

やたらと目も疲れるので妻のアドバイスに従い、結局眼科で診断してもらうことになりました。そこでは「メガネを変えたらどうですか」と、実に機械的というか、そっけないというか、しかし当然のアドバイスを頂戴しました。

こうしてついに、さじを投げました。「こういう状態であってもリセット・トレーニングは効果があるのでしょうか?」と山内さんに尋ねると、「**機会があったらおいで**」とおっしゃいます。そこで、泣きたくなるほど痛む肩をかかえて大阪に向かうことになりました。

「**これはひどいなあ**」

お会いした山内さんはうれしそうでした。やっぱり状況が悪いほど喜ぶのです。

とりあえず二人でサウナに行って、体を温め、少しリラックスしてから肩を触ってもらうことになりました。

「左はともかく、右は何だ？　君の右肩は、そこだけ水牛の肩でもくっつけたみたいだなあ」

まさか！　ただこっているだけでしょう。

「肩が前に出ている。胸が狭まっている。肩甲骨が動いていない。頭が垂れている。僧帽筋を緊張させることを全てやっているようなものだから、これで肩こりが治るわけがない」

山内さんにはっきり指摘されて「はっ」と気がつきました。

「癖だ！　小さいときからの癖だ」

半世紀以上もの癖。試しにまっすぐな柱に背中をつけて立ってみます。すると、後ろ頭を柱につけるのが難しい状態でした。

「これじゃあ、肩こりになるだろう」

このやっかいな肩こりを治すには、まず上を見て、それからあごを引いて少し上を見る。癖を解消するために、その頭の位置を覚えこませることが第一だったのです。

島の頭は、つい垂れてしまいます。本を読む、パソコンのモニターを見る。全て下向きです。たしかに、これでは肩は次第に前に出て、胸を圧迫するに違いありません。僧帽筋も緊張するばかり。胸が痛むようになったのも、そのせいでしょう。そしてこのとき、改めて真面目に山内さんからリセット・トレーニングを教わろうと決意しました。

あれから半年。残念ながら今でも肩こりはあります。

しかし、少しでも違和感があれば、たちまち解消できるようになりました。そういう意味で肩こりを克服できたのは、やはりリセット・トレーニングのおかげです。特に今回有効だったのは、「僧帽筋をはじめとして、肩や腕を動かす筋肉群を働かせるポイントが見つかったこと」だと思っています。

頭上で手の甲を合わせるというようなストレッチは、今までにやったことがない動きですが、それをやることで、いろいろな筋肉に必要な動きをもう一度理解させることができるのではないでしょうか。さらに、それによって緊張を続けていた僧帽筋をリラックスさせることができるのではないか、と。

それにしても、なぜ山内さんは手の甲を合わせる動きを考えついたのだろう?

その2
肩回しリセトレ（詳細版）

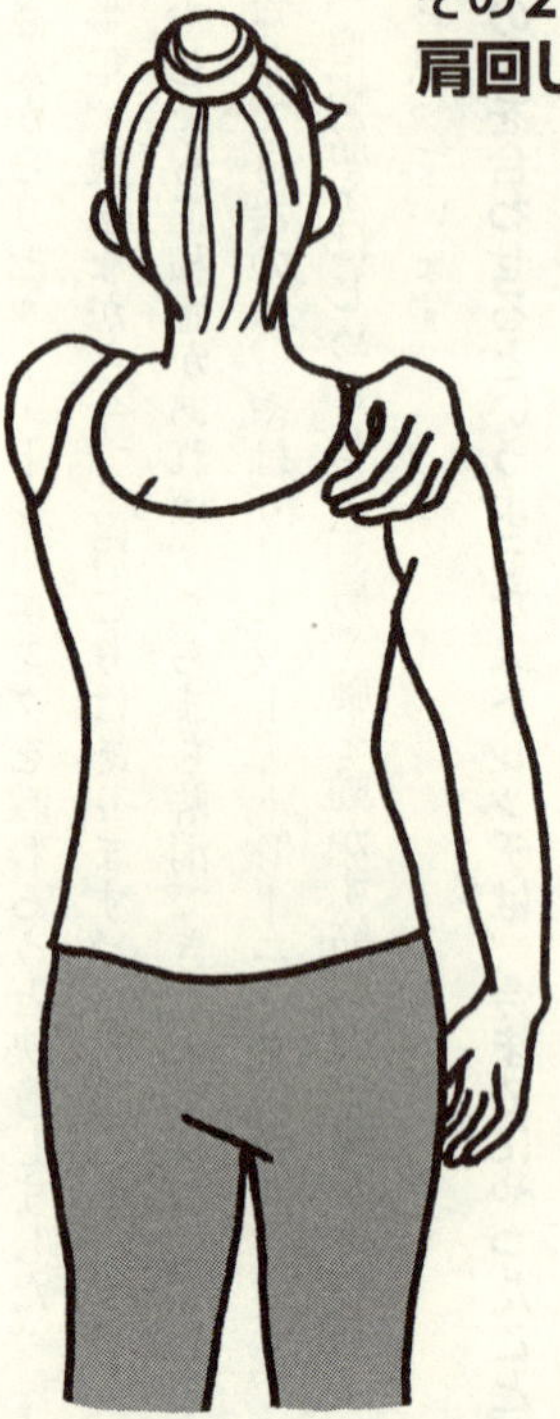

① 巻頭の肩回しリセトレの詳細版です。肩を反対の手でしっかり握り、握られたほうの腕を３回程度回します。このとき、ひじを突き出すように回すと効果的です。

② これができたら、肩を握っていた手をさらに伸ばし、痛む肩の肩甲骨を押さえながら、腕を３回程度回してください。

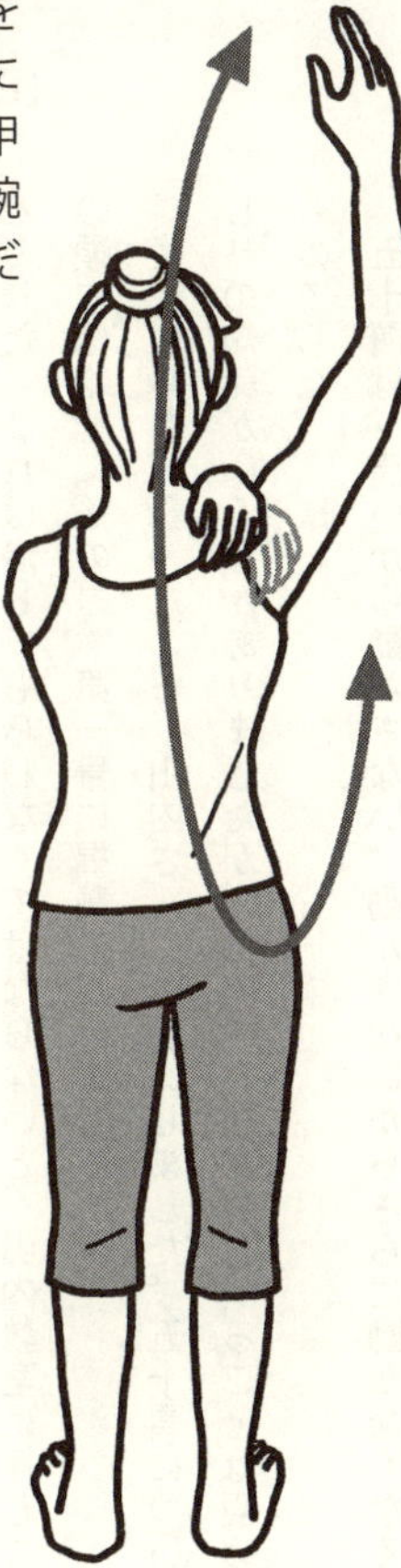

③ このリセトレは押さえる場所によって効果が変わります。腕の付け根、肩、肩甲骨と場所を変え、回す向きも変えてください。反対の肩も同じように。自分の肩です。大切に。

[ご報告] 五十肩が治った！

◎沼尻賢治（編集者、帽子屋『ザ・マッドハッター・ニセコ』主人）

四十肩、五十肩の不便さというものは、なってみないとわかりません。最初は軽い違和感があって、「運動不足かな？」などと意識的に肩をぐるぐると回してみたりするのですが、そのうち、肩の上げ下げに激痛をともなうようになり、満足に後ろを振り向くこともままならなくなります。

（島による目撃談：「島さん、車の左後ろ、見てください。ほかの車が来ていないかどうか」と言われてびっくり。取材で沼尻さんの運転する車に同乗しているときのことでした。これは治してもらわなくてはならないと、山内教室に押しこみました。この顚末は雑誌『孫の力』*第一号に掲載しています）

症状が最悪になったころ、山内さんにお会いしました。五十肩については、聞きかじりの知識がいくらかありましたが、山内さんがおっしゃることは極めてシンプルなものでした。

「五十肩は、痛いから動かさない。動かさないからさらに動かなくなる。こうして動けない範囲がどんどん広がるのです」

「肩と周辺の筋肉が動かし方を忘れてしまっただけです。だから、思い出させてあげましょう」

それから山内さんから幾度かの施術を受け、日常的な運動方法を教えていただき、実践したところ、半年ほどで肩は完治しました。

もう一つ、忘れられない施術体験があります。

僕は身体が硬く、前屈で床に手がつきません。その日、山内さんから施術を受けている最中、身体が硬いという話になり、前屈の計測をしてみたところ、指先は床から一五センチのところで止まってしまいました。

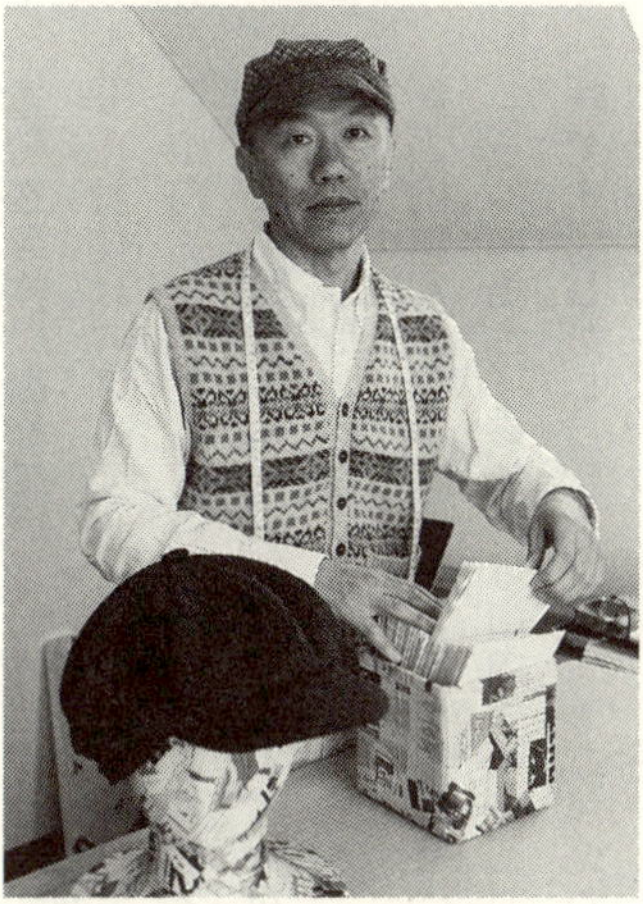
島が作ってもらった帽子と全国から届いた注文票の束！　これでは肩が痛むのも当然かも

その後、山内さんから施術を受けたところ、指先はらくらくと床を超え、さらに一五センチほどのところまで届くようになりました。わずか三〇分ほどの施術で、前屈の可動域が三〇センチも変化したのです。これも曲がらないのではなく、曲げる運動を身体が忘れているだけだったようです。こうした運動を毎日くり返すことにより、身体は大きく変化することを実感しました。

山内さんに教えていただいた運動はどれもシンプルなもので、日常のちょっとした合間に実践できるものばかりです。しかし、実際にそれをしてみると、いかに日常的な運動範囲というものが狭いのかということを実感します。

山内さんのワークショップに立ち会ったことがあります。

多くの場合、参加者は山内さんと初対面で、いったいなにがはじまるのかと困惑気味です。しかし、ワークショップが終わるころには、参加者の顔が晴れ晴れとなってしまうことを幾度も目撃しました。会場から「あの人、表情が変わったね」という声も聞こえます。

その間に行われたことは、イスに座ったままでもできる、極めてシンプルな運動です。それだけで、山内さんは誰の目から見ても明らかに人を明るくすることができるのです。

世のなかにヨガやストレッチといったメソッドはあふれています。むろん、それぞれに利点もあることでしょう。

しかし、もしなにか一つを選ぶとすれば、僕は山内メソッドをお薦めします。それは自分自身の体験、そして幾度も目撃した短時間で人々を劇的に笑顔にしてしまうという実績からです。それを〝奇跡〟と呼ぶ人がいるかもしれませんが、僕はそうは思いません。奇跡などというものは、そう幾度も起きるはずはないからです。

この本で山内メソッドに巡り会った方は幸せです。あとは実践するだけなのですから。

＊　沼尻さんは全日空機内誌『翼の王国』の編集者として、筆者の島やフォトグラファーの阿部雄介さんと全国の水族館を一緒に回りましたが、現在ニセコで帽子屋『ザ・マッドハッター・ニセコ』を開いて、年来の夢だった「スキーのメッカで帽子作り」を実現しています。今回は、特に「山内さんのためなら」と寄稿してくださいました。

Part 4

「腰」編

腰痛は治る。
ただし**治す気**さえあれば

腰痛の最大の原因、それは「不明」

医者が調べても原因が分からない腰痛は、腰痛全体の八割にも及ぶという報告があります。実に多くの方々が腰痛に悩み、苦しんでいます。しかし、驚いたことに、「医学的には」その原因はよく分からないらしいのです。

日本整形外科学会と日本腰痛学会が二〇一二年に「腰痛診療のガイドライン」を作ったことが新聞に報道されました。

- 腰痛の発症や慢性化には心理的、社会的ストレスが関与している
- まず抗炎症薬や鎮痛剤を使う。慢性腰痛で十分な効果が得られない場合は抗不安薬や抗うつ剤を使う
- 運動療法は慢性腰痛では有効性が高い。運動の種類による効果の差は認められない
- ものの考え方や行動を変える「認知行動療法」は亜急性や慢性腰痛に有効
- がんや骨折など重篤な疾患の疑いがない限り、すべての患者に画像検査をする必要はな

い

・けん引療法が腰痛に対して有効であるエビデンスは不足している
・安静は必ずしも有効な治療法とはいえない

（『東京新聞』二〇一三年一〇月二九日付、朝刊より）


このガイドラインでは鎮痛剤などで効果がない「慢性の腰痛にはストレスが関係する」らしいからと、抗うつ剤などを使うことが勧められています。しかし、これはあまりほめられる医療とは思えません。痛みには中枢神経が関係する全くメンタルなものもあるでしょうが、多くは実際に腰が痛むのですから、そこにまず第一の要因を探さなくてはならないでしょう。

ガイドラインがこれまでの腰痛治療から前進しているのは、「けん引療法が腰痛に対して有効であるエビデンスは不足している」と、専門家特有のもってまわった言い回しで「けん引は効かないよ」と断言したことでしょう。

リセット・トレーニングの原理から見れば、「けん引」は問題にならないということも理解できると思います。人の身体が固まって痛みがあるからといって、それを引き伸ばしてやれ、というのは、あまりにも力まかせの原始的な発想です。痛みのもとを支えて、ねじって回して、動く範囲をもとのように大きくして（リセットして）やらなくては、痛みは取れないのです。

「全ての患者に画像検査をする必要はない」とは当たり前のことですが、これもガイドラインで前進した点でしょう。ただ、ここにも実にいろいろな問題があります。たとえば、寝がえりを打つこともできないほど激烈な痛みがある場合でも、普通のレントゲン検査では分からない例があるのだそうです。その場合もＭＲＩで骨の内部を調べて、はじめて骨の内部が崩れるほどの傷があることが分かると言います。だから「寝がえりもできないほど激烈な痛み」などの場合は、まず医者に調べてもらうことが大事です。

しかし、医者が身体の不具合について何でも分かるかと言うと、それはまた別の問題です。年をとると分かりますが、長く立っているだけ、長く座っているだけ、と同じ姿勢が続くだけで、腰が痛みます。寝ていてさえ、そうなるのです。ではこうなったら、どうすればいいのでしょうか。

山内さんの判断はいつものように明確です。

「骨や神経に異常がある場合は医者の領域だが、それ以外の腰痛は固まった筋肉をゆらして回してねじって緩め、ひっかかりを治すだけでいい」

なるほど、これならまず薬ありきの医療から脱出することができます。

山内さんはJヨガの教室に杖をついてきた老婦人の腰を治して、「帰りに彼女が杖を忘れて行った」と言います。先日は郷里で一〇年以上も腰痛に苦しんできた友人の妹さんを治し「彼女は何十年ぶりかで走ることができたと喜んでいた」と言います。

それらの事例はウェイト・リフティングで激痛を起こして倒れた選手を、自分で歩いて帰れるようにしてきた山内さんにとっては当たり前のことですが、それは彼が腰痛について本格的に知っているということを示しています。

そこで、あらためて山内さんに聞きます。

「腰痛を治すためのリセット・トレーニングはありますか？」

「腰に手をあてて、ねじって回せばいい」

「腰」
リセット・トレーニング

その1
腰回転リセトレ

① イスに浅く腰掛け、腰を両手でつかみます。両手の親指は背中にまわし、ほかの４本の指は腰骨の上からお腹の内側にむけて押し込むような感じに。指で腸をしっかり押さえるイメージです。

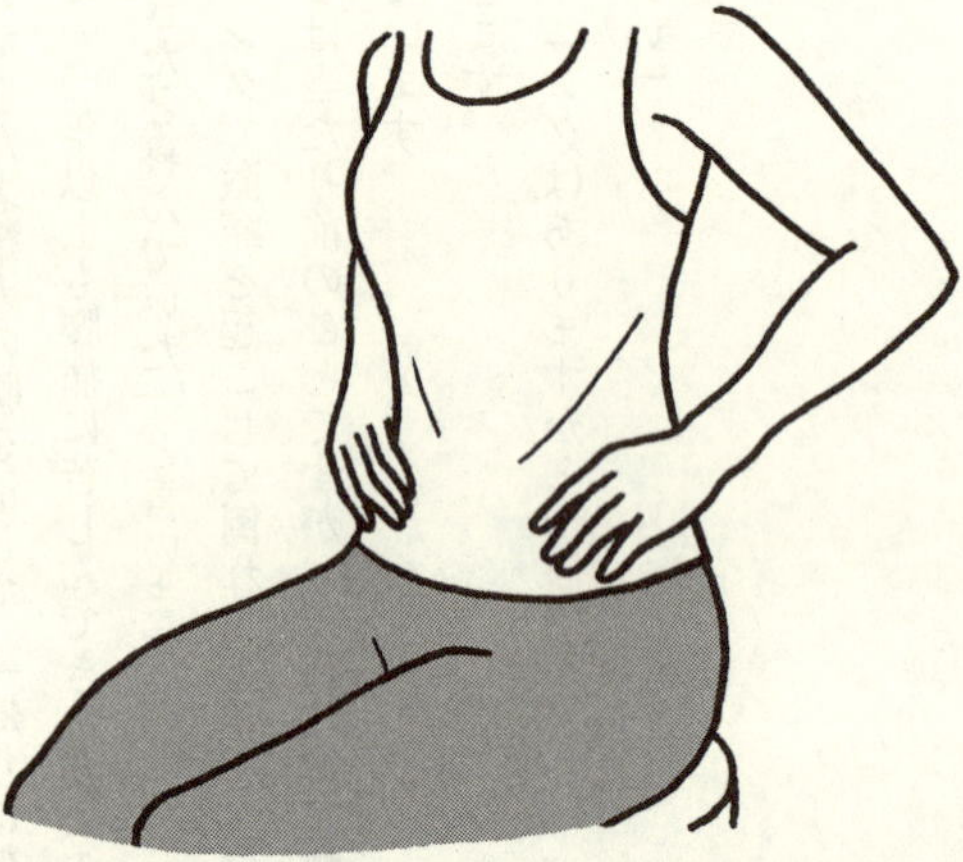

② そのままゆっくり体全体を大きくねじり回します。後ろに回すときには大きく息を吐きながら背中を丸め、前に来たときには胸を張って大きく息を吸います。

③ 右に3周したら、次は左に3周してください。背中を丸めるときには、ゆっくり息を吐き出し、前に来たときにはしっかり息を吸うこと。

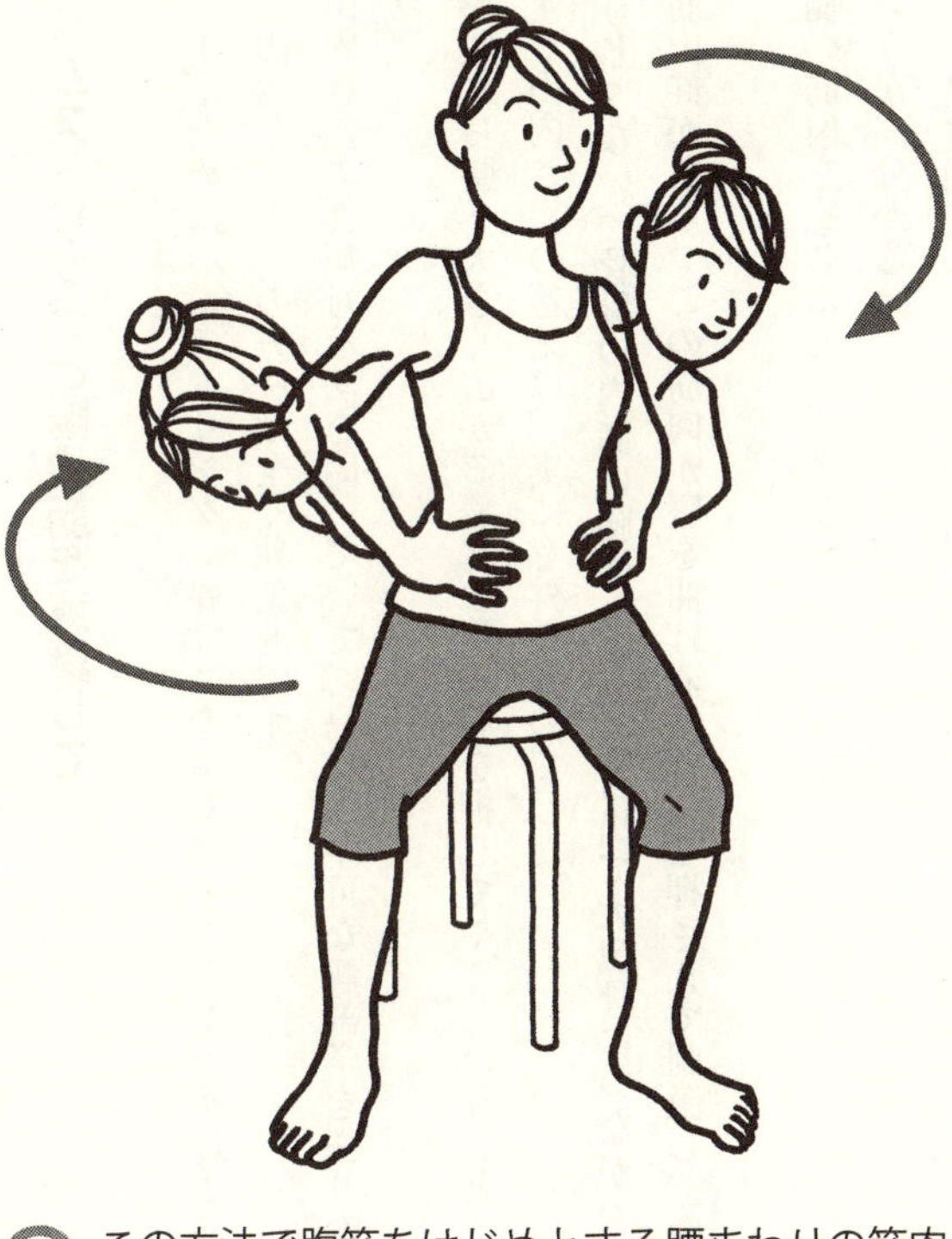

④ この方法で腹筋をはじめとする腰まわりの筋肉を鍛え、内臓にも刺激を与え、便秘も解消できるでしょう。あぐらの状態でもこのリセトレは有効です。坐骨が安定するのを実感できると思います。

腰痛はハムストリングと腸腰筋を意識して

腰痛を軽くするためにハムストリング（膝腱《しっけん》）をゆるめるストレッチはよく知られています。しかし、山内さんのこの方法は全く独創的です。

ここまで山内さんの腰痛対策法を聞いていて、島は生半可な解剖学を振りかざして質問をしてみました。

「つまり、お腹から腰へ大きく広がる表層の腹斜筋を押してやるということですか？」

それに対する山内さんの答えは、実に意外なものでした。

「いや、そうじゃない。骨盤の内側に腰椎と腸骨から出て大腿骨につながっている腸腰筋《ちょうようきん》と呼ばれる筋肉群がある。この筋肉が腰を曲げる。そこを押さえて刺激し、ゆるめるのがこの運動だ」

「骨盤の内側の筋肉を感じるんですか？」

「感じるというか、分かる」

この言葉に、島は絶句しました。そしてそれ以来、山内さんの言葉を一言も逃さず書きとることに精力を注ぐことにしたのです。「これは実に大変なことだ。大変な才能に出会ったものだ」と。

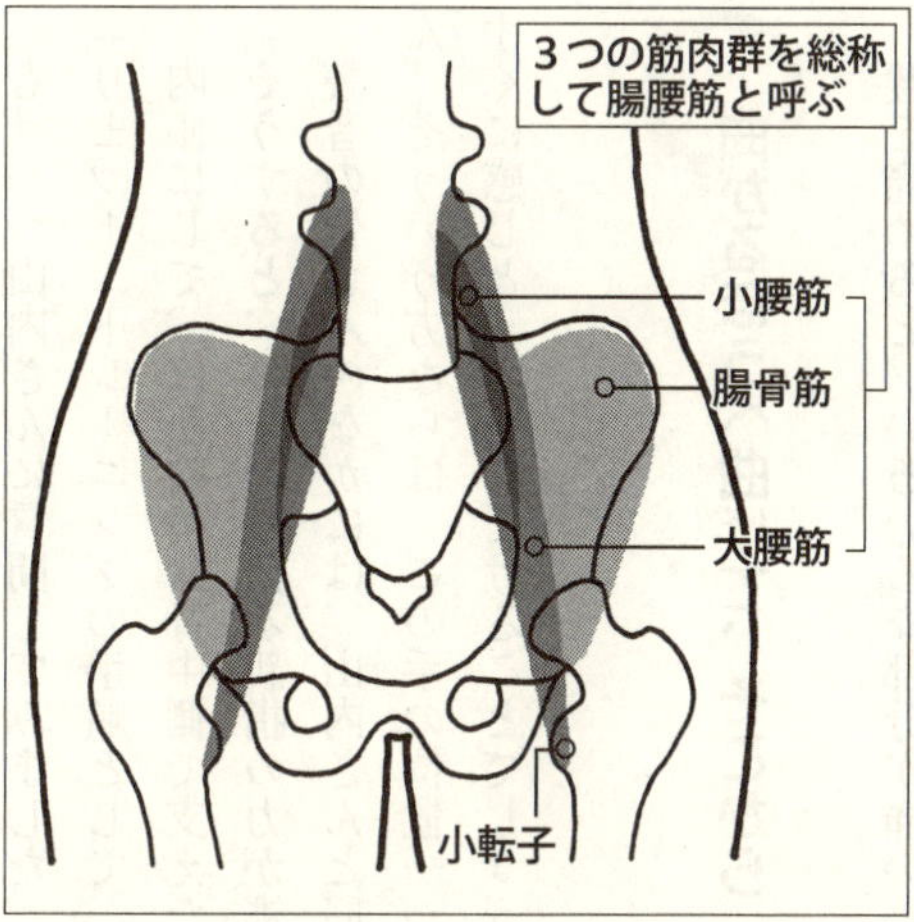

腰を曲げる筋肉は、外からは感じにくいところ、骨盤の内側にあります。ここから大腿骨《だいたいこつ》の内側の突起、小転子（注）に伸びている腸腰筋（腸骨筋、大腰筋、小腰筋）が、腰を曲げるうえでの主役なのです。

だから、この筋肉に刺激を与えるために、腰骨（骨盤の一番高いところ）の内側（お腹側）をつかみます。こうして腸腰筋に支点を作ってやって腰を回して、その緊張を解くのです。

大きく息を吸ったり吐いたりしながら、ゆっくり回しますが、体が前に来たときには、胸を反らして大きく息を吸います。腰を回すことは、なかなか難しいので、最初は前後へ腰を移動させるというつもりでもいいかもしれません。

もう一つ山内さんに質問してみました。

「リセット・トレーニングの手順として、手の指はお腹側にそろえていますが、むしろ親指を内側にして、ほかの指は背中側で支えたほうが腰を守ることにはなりませんか？」

「そうすると、腰を押さえる親指の力が逃げてしまう」

読者の皆さんのなかには、山内さんと同じ程度に体の感覚が鋭敏な方もいるかもしれません。そういう方ならば、この手の位置一つが「決定的な効果のあるなし」につながることをすぐに感じとっていただけることでしょう。

曲がるほうへ曲げて、そこから

腰を痛めると、いろいろな部分が痛いと感じます。

たとえば、背中だったり、お尻だったり、股関節だったり、人によっても違います。しかし全ての腰痛に共通しているのは「腰を曲げると痛む」ということです。背中を後ろへ反らしても痛むなら、それは脊柱に異常がある場合なので、無理に動かさないようにしなければなりません。

世間に「マッケンジー体操」と呼ばれるものがあります。これはうつぶせになって両手を床に着き、上半身を起こすエビ反り体操です。「腰痛によい」とずいぶん宣伝されていますが、特に高齢者では椎間板に問題あることが多いので、お薦めできません。

腰は前に曲がることこそが、その本来の機能。そして曲げることで痛むのが腰痛なのですから、本来の機能を回復させて、曲がるようにしてやらなくてはなりません。**そこで、「曲がるほうに曲げて、そこからゆっくり腰を回す」のが腰のリセット・トレーニングです。これによって、曲げるときにひっかかっていたどこかを元に戻してなめらかに動くことができるようにするのです。**くり返しますが、くれぐれも逆向きの動きをして腰を痛めないように。

*注　小転子（英：Lesser trochanter）は大腿骨の骨頭（骨盤に入って人体最大の関節をつくる）の内側にあります。外側には大転子があり、ここには中殿筋などの、お尻の大きな筋肉群が付いています。「転子」に直接該当する日本語はなく、転は轉（テン）の略字ですが、「轉子」も漢語にはないようです。転子に「てこ」の意味などがあると説明しやすかったのですが。

「腰」
リセット・トレーニング

その2
座って前屈リセトレ

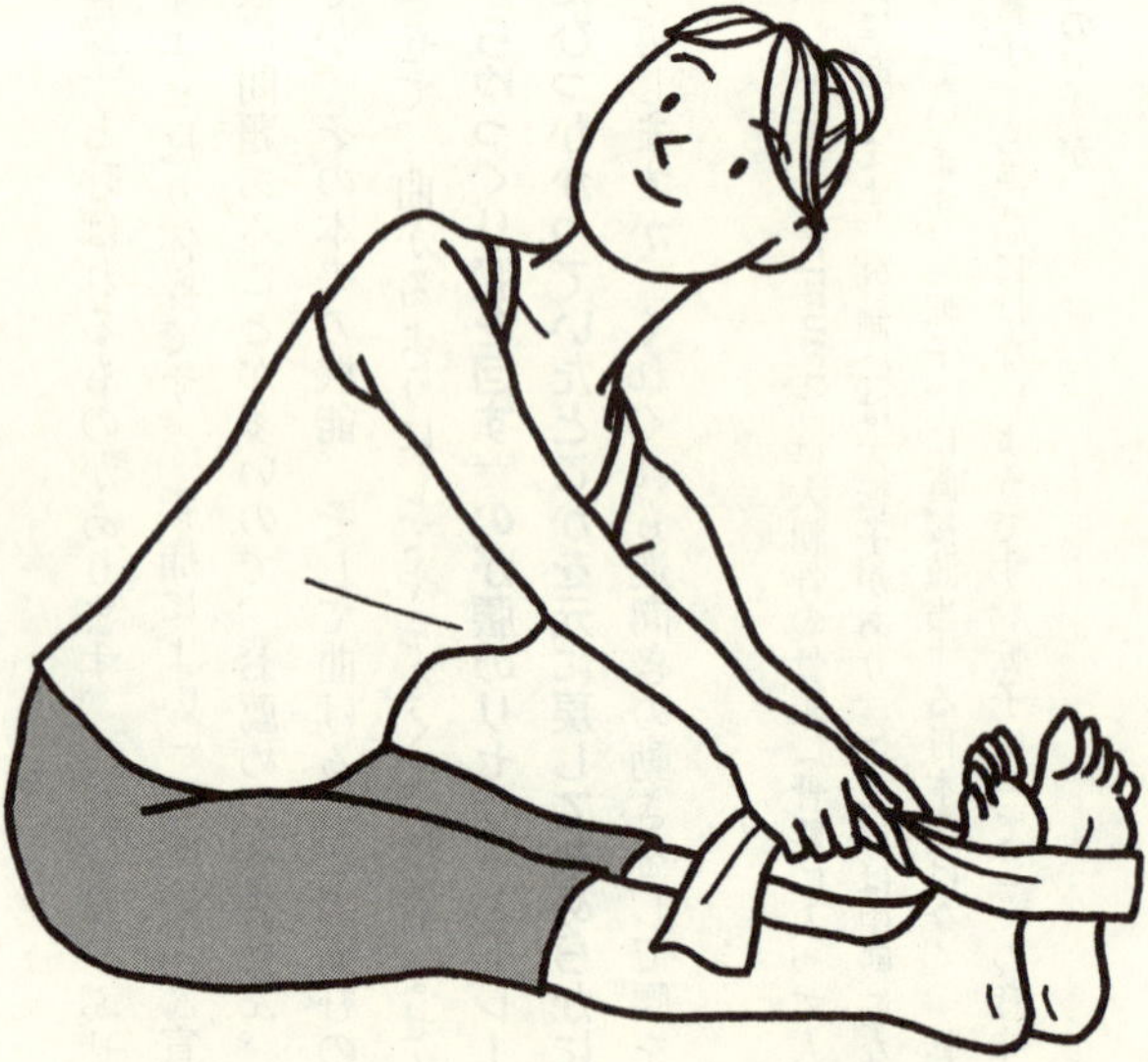

① 腰痛予防には座って足を伸ばす前屈も効果的です。前屈をしながら、胸は張ります。これで、背中・腰まわり・ひざ裏がほぐれます。いわばハムストリングのストレッチです。

② このとき、足まで手が届かなければ、イラストのようにタオルを使いましょう。腰が曲がるようになれば、だんだんタオルを短くしていきます。

③ 右を見て、左を見て、腰をねじりましょう。

④ 片ひざだけ曲げても、踵をこのように突き出すのも、足先をまっすぐ伸ばすのも、腰痛にはとても有効です。

その3
ごろり縦回転リセトレ

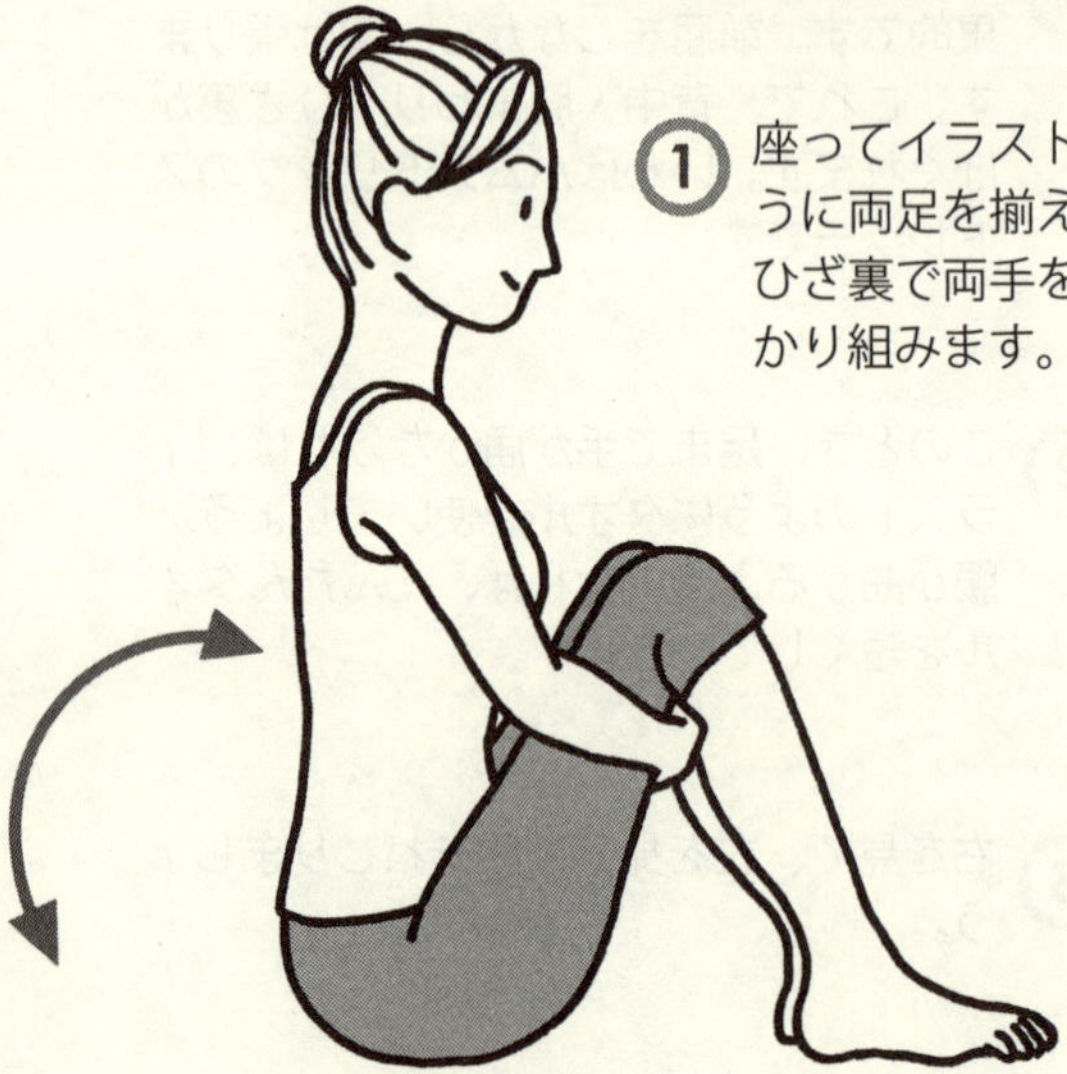

① 座ってイラストのように両足を揃えて、ひざ裏で両手をしっかり組みます。

② このままの姿勢でごろりと後へ転がり、頭を床につけます。そこから同じ姿勢で起き上がります。反動をつけると、起きあがりやすいでしょう。

③ 起きあがったら、ひざ裏を両手で抱きかかえたまま前屈。しっかりと体をひざにつけましょう。

首すじはことに気をつけて

ふつうの腰痛にはこのごろりが効くのですが、ごろりと転がるだけでも相当な負担になる場合があり、ことに、首すじに力がかかるので気をつけなくてはなりません。基本的に首を後ろに曲げるのはよくないことです。この簡単に見えるごろりもはじめはゆっくり、少しずつやることが肝心。

また、足をしっかり押さえるために両手を組み合わせますが、これは手の運動にもなります。そして最後にしっかり体をひざにくっつけるときには、腕の力も相当に必要になるはずです。

ところで、ここまでのリセット・トレーニングでもまだ腰痛は治りませんか？　一番やりやすいのは寝た姿勢での動きですから、ではこちらも紹介しましょう。

「腰」
リセット・トレーニング

その4
脚上げ回転リセトレ

① 両手を腰の下に置いて、片足を上げ、ひざで円を描きます。一見、簡単そうですが、腰の下に置いた手がポイントです。

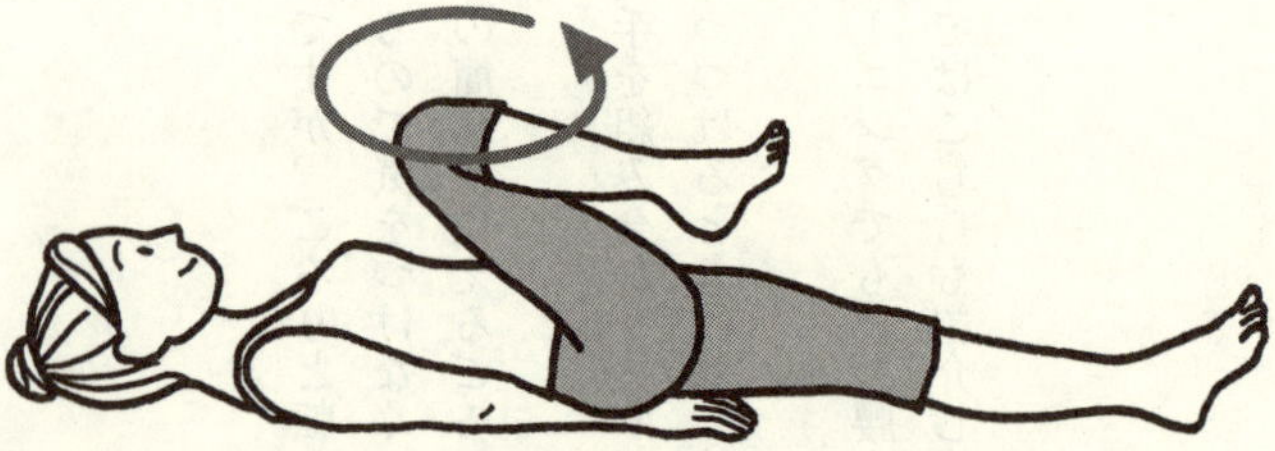

② この手指が回転部分の支点になっています。掌を上に向けて指で痛むところを探り、ゆっくりと悪い部分を自分で確認してもよいでしょう。

③ 回す回数を決めることはありませんが、少なくとも10回は回したいところです。回し終えたら同じ数だけ逆方向に。

その5　脚押し回転リセトレ

① 仰向けに寝て片足を長く伸ばし、反対の足はひざを立てて、太ももを手でしっかり押さえます。

② 押さえたままひざをぐっと外回りに回し、次に内回りに。このとき、ひざを押さえていないほうの手は横に広げて体の動きを安定させます。

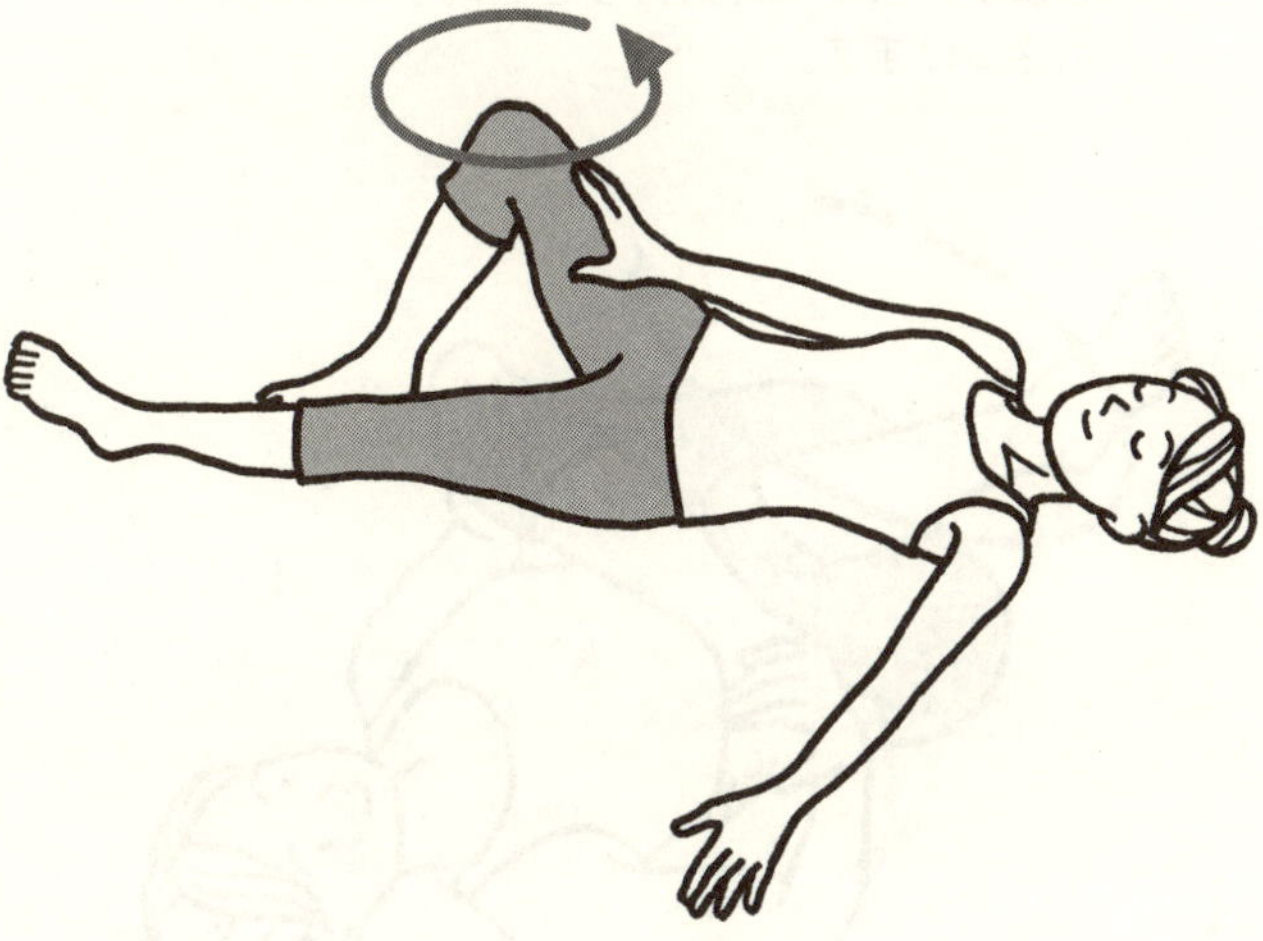

③ 終わったら反対の手と足で。太ももを押し、また手が押しかえされる感じを大切にしましょう。腰に押した力が伝わるとともに、腕も鍛えられます。しっかり押すことがポイントです。

その6
足組み腰回転リセトレ

① とっておきの方法を教えましょう。ウェイト・リフティングで腰を痛めると、深刻な状態になるのですが、この方法ならかなりの腰痛にも効きます。まず、片方のひざを両手で持って胸に引きつけます。

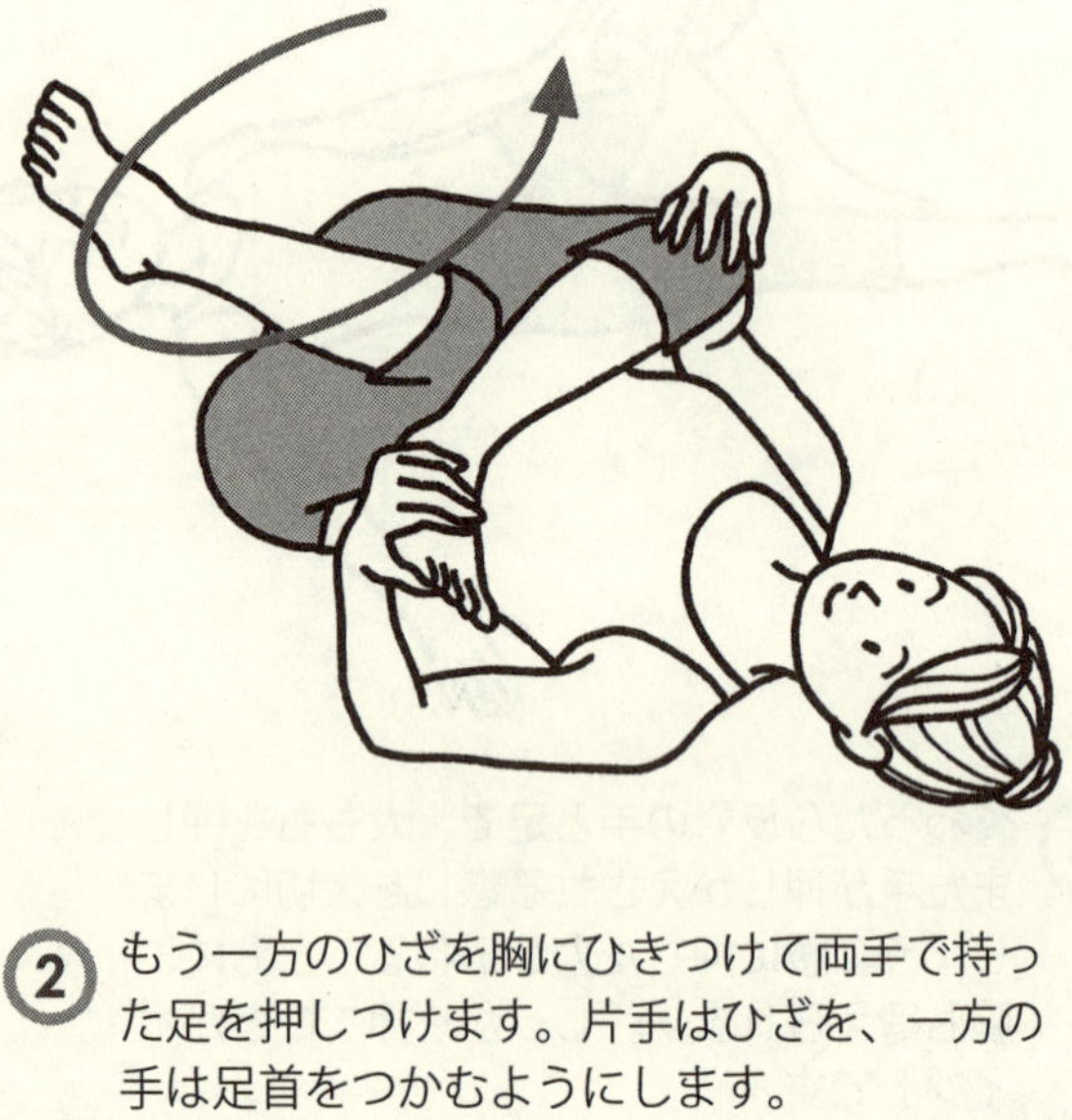

② もう一方のひざを胸にひきつけて両手で持った足を押しつけます。片手はひざを、一方の手は足首をつかむようにします。

③ ひざを抱えこむ感じで、足先は手でねじり曲げるように力を入れて、腰を中心に回転します。右から左へ、左から右へとくり返し、このとき、足を持った手で足を痛いと感じる方向へねじると、より効果的です。回すのは１セット10回で、３セットくらいやってみましょう。

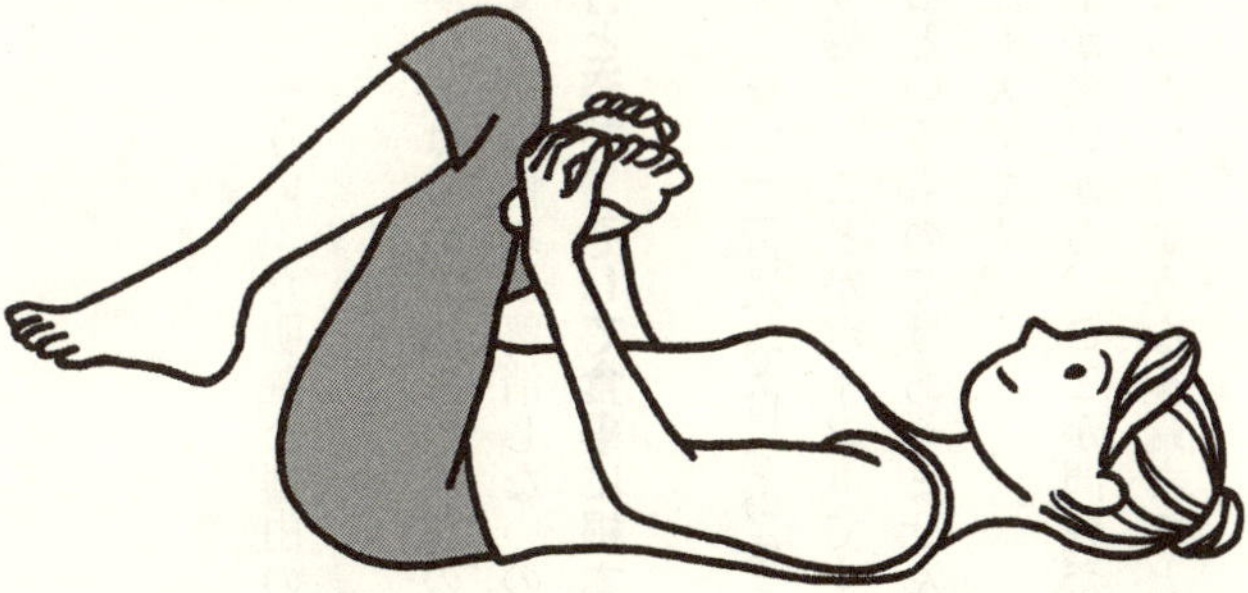

足組み腰回転リセトレの足の組み方を横から見たところ

とにかく無理な動きはしない

骨折や病気は医者の領域です。しかし、そういった明確な理由のない腰の痛み、肩の痛みは誰もが経験していることです。

腰痛はことさら一般的で、直立二足歩行をはじめて以来の人類の悩みとまで言われています。しかし四〇〇万年間を経て、それでもその悩みが解消しないのはいったいなぜなのでしょうか？　これはたぶん、**現代人の歩行と姿勢、そして食事に根本的な間違いがあるのだと**思います。

リセット・トレーニングでは「無理をしない」「自分で自分の体を感じる」「回してひっかかりを感じたところを何度も丁寧にくり返す」ことがポイントです。ただ、四〇〇万年間の悩みは一度だけの動きですぐに治癒するというものではありませんから、まずは気長にやってみるというのんびりした心の持ちかたも大切です。

たとえば「足を回したらこのポイントが痛いから、ここが問題だ」と思うのはいいけれど、それが治るまで直ちにとことん回転させるというような極端なことはしないほうがいいでしょう。それは下手なマッサージ師の「もみかえし」と同じで、かえって体の調子を悪くすることがあるのです。

自分の体だから、自分で調節しなくてはならないのですが、人はときに極端に走りすぎる動物です。**そこに気をつけてほどほどに毎日くり返す。そのうち、少しずつ体の調子が変わってくるのが自分で分かるはずです。**

また、指先、つま先にまで気持ちを届けるということが、リセット・トレーニングが効果をあげるか、中途半端になるかという分かれ目。指先、つま先までいつも気持ちをこめてください。

コラム5

リセット・トレーニングの奇跡

◎プリマの巻

二〇一一年七月の末、キエフ・バレエのプリマのひざと足首を治療したと山内さんから電話がありました。

「知り合いが京都でバレエ学校をやっているけれど、そこに教えにきたダンサーの具合が悪いので整体を頼む、ということだった。まさかキエフのプリマだとは思わなかったから、終わってから聞いてびっくりした。彼女は一カ所の整体が終わるたびに踊って効果を確かめていたけれど、きれいだったなあ。最後に『これ、魔法なの？』って言ったよ」

それがウソでもなんでもないことは、直接目撃した山内さんの奥さんの話からも明らかだけれど、もう一人、別のバレリーナについては島が直接聞いたことだから、こちらは証言できます。

彼女は一七歳で、バレエをはじめて一三年になるということでしたが、山内さんの教室に来るまでは、一八〇度の開脚ができなかったそうです。

「それが山内さんの指導を受けたら、三日でできたんです。私の一三年間は何だったの？　って思いました」

この人も実に美しい女性でした。姿が、立ち居振る舞いが、そして人としての風景が美しい人でした。それを山内さんは創りだしたということかもしれません。

◎我が家の腰痛の巻

妻は腰痛に長年（五十代の五年間以上）悩み、拭き掃除をするたび「腰を曲げると痛みがあって、ずっとゆううつ」と私にこぼし続けていました。

彼女の場合、脊椎の変形とか骨に神経が触れているということではありませんでした。むろん、整形外科にも通いましたし、評判のよい整骨院にも行きました、「運動療法がいい」と聞けば、運動クラブにも入りました。それでも腰痛は治らず「あとは注射で痛みを取るしかない」「年も年だからしょうがない」ということでやむなく納得していました。

妻の顎関節については、マッサージで治した実績がありました。しかし、腰痛は別物です。どうやっても治りませんでした。それもそのはず、あごを動かすのは咬筋など四種の筋肉が関係するだけですが、腰は伸筋一〇種、屈筋一一種が関係する、複雑で、とても大きな部位だったのです。とうてい素人が治療できる領域ではありません。

それで万策つきて、山内さんに相談することになりました。すると、「一回で腰痛が治せなかったら、Jヨガ教室をたたむ」

山内さんは、そう宣言したのです。〇九年七月のことでした。妻せっぱつまってかけこんだ山内さんの教室。そこでの整体は本当に効きました。妻の数年来の腰痛を二日間、合計四時間の治療の末に、ほとんど完治させてしまったのです。「魔法」とはまさにこのことでしょう。

「目の前が明るくなった。全く新しい経験だった」

妻は長年の腰痛から解放された喜びを語りました。痛みに弱い妻は、今もときどき「体のどこそこが痛い」とは言いますが、「腰が痛い」と言うことはありません。本人は腰痛で、あちこちへ通ったことさえ忘れています。

山内さんはといえば、汗をかきながら「いやあ、治療させてもらう価値がある難しい腰痛でしたよ」と言っていました。山内さんは難しい治療ほど、やりがいを感じる人なのです。

◎島の腰痛の巻

二〇一一年一一月にぎっくり腰になって以来、寒くなると腰が痛い。腰だけでなく体全体が「古くなったぞ」と信号を出しているという感じです。これでは老後が心配。いや、もう老後ですが。

年をとってただ立っている時間がほんの少し長くなっただけで腰が痛むと、本当にいやです。ちょっとかがむと痛む、立っているとジンジンと鈍痛のような痛みがくる。そしてそれをいつも感じているのは、心もちが暗くなっていけません。

そこで、例のごとく山内さんにお伺いを立てることにしました。なんとかならんものですか？　と。そして世界王者から戻ってきた返事も、例によって極めて簡明でした。

「年をとると、同じ姿勢でいれば筋肉が固まってどこか痛む。これはしょうがない。だから、痛んだら同じ姿勢をやめて、揺らしてねじってやればいい」

ここでもまた「あっ！」と思いました。「豁然《かつぜん》として我悟れり」とでも言えばよいでしょうか。

同じ姿勢でいれば、体は固まります。だから一晩中、仰向けの同じ姿勢のまま寝ていると腰が痛むのです。これはひざも同じです。一方、たとえば幼い子どもなどは布団からはみ出してグルグル回って寝ているから、体が固まることはなく、どこかが痛むこともないのです。

固まらないようにする、固まってしまった体はねじって、ゆるめて治す。これなんだ。

そういえば、痛みに弱い妻は夜中によく「節々が痛い」と泣いていたのですが、そのときは手伝って動かしてやることで落ち着くことが多かったのです。なるほど、そういうことだったんだ。

「ところで、山内さんはなぜ腰痛も治せるのですか?」

「ウェイト・リフティングはこの年になると体を悪くするためにやっているのと同じだ。あれは趣味でやるようなスポーツじゃない」

「ふむふむ。それが腰と関係すると」

「無理な重さを無理してあげるから、大会が終わるとみんな腰が痛い、ひざが痛いとひっくり返っている。なかには歩けないのもいる。それで私が呼ばれるから、行って腰を治す、ひざを治す。みんな『あれ? 痛くなくなった』と言って、それまで立つこともできなかった人が歩いて帰るんだ。これからは金取るか? 儲かるぞ」

そばで話を聞いている奥さんは笑って手を振っている。「それができる人じゃない」と。

◎続・島の腰痛の巻

ある日テニスコートに行くと、若者がぎっくり腰になっていて、「全く動けない」と脂汗を浮かべていました。「ゴッド・ハンド」とはいかないが、「ゴールド・フィンガー」を自称している島。「では、少し触ろう」と仰々しく、軽くストレッチを施しました。

若者はそれでようやく立ち上がれるようになり、しばらくすると「だいぶいい」と言い、さらに「せっかく来たんだから、テニスをしたい」と言うようになり、ついには島の下手なロブをたたきつけて、恩を仇で返すまでに回復しました。ただし、これも山内さんができることに比べれば、万分の一の実例にすぎません。

と、ここはかっこうよく、話をまとめるつもりでいましたが、実はその後（一三年四月）、また腰を痛めてしまいました。このときの理由は分かっています。テニスの壁打ちを若者と競って、ついついやりすぎてしまったのです。

翌朝のストレッチのとき、腰が「ピキッ」と鳴って、それきり動けなくなってしまいました。ぎっくり腰の再発です。そうなると、階段の昇り降りどころか、トイレに行くために起きあがることさえ大事業となってしまいました。

寝がえり、起きあがり、歩き、段差を登る、体を曲げる、といったあらゆる動作、そして連日、毎時、毎分が痛みとの戦いです。「自分流のストレッチが悪かったのかもしれない」という、その反省もありました。リセット・トレーニング祖述者として、「あるまじき失点」であると感じました。

しかし、そんなことを言っていても痛みは一向にひきません。あまりにもつらいので、山内さんに助けを求めました。こういう状況の場合はどうしたらいいか、と。すると一言。

「まあ、やってしまったんだったら、安静にすること」

山内さんの判断には、一点の曇りも見られません。やむなくそこからしばらく、安静にして過ごすことにしました。

それから一週間。「どうですか？　よくなりましたか？」と山内さんから電話がありました。いやいや、まだですよ。

「少しずつ、少しずつ、動くところを大きくしていくのがコツかな」

ここで山内さんは腰痛に関するいくつかのリセット・トレーニングを教えてくれました。そして、やはりその効果はてきめんでした。

おかげで島は半月でテニスに復帰し、一カ月後には「治ったらしい」と完治の感想を日誌に記録しています。

Part 5

「ひざ」編
痛みを軽くする確かな方法

ひざの痛みを解消する方法とは

「ひざが痛いけれど、どうしたらいいのだろう？」と嘆く人は大勢います。ひざ痛を抱える人は、日本人の五分の一近く、実に二五〇〇万人ともいうのだからこれには驚くばかりです。

「若い頃の事故でひざを痛めた」とか「スキーでねんざして以来」とか、ひざが痛む原因も多種多様なら、その解消法も各人で違うようです。

「年をとればしょうがない」と割り切る人もいる一方で、「ヒアルロン酸を注射してもらうのは怖いから、その系統の栄養剤を飲む」というサプリメント派もいます。あるいは「ひざ裏にテニスボールをあてて、そのボールを押しつぶすようにひざを曲げる」とか「風呂のなかでひざの曲げ伸ばしをする」とか、改善方法もたくさん紹介されています。

そのどれにも裏付けとなる理由はあり、どの解消法もそれなりに思えます。しかし、冷静に考えれば、**本当に必要なのは、「ひざの痛みを軽くする方法」であることに間違いありません。**山内さん、ひざの痛みも解消できますか？

「ウェイト・リフティングとは、ひざ、腰、肩を痛めるためにやっているようなスポーツだから、その痛みを解消する方法を知っていないと、競技そのものができないんだよ」

なるほど、魚の味はレストランのシェフでも分かるけど、漁港の漁師に聞いたほうが間違いないというようなことですね。

「君のたとえは食い物から離れられないらしいが、まあ、そんなものかな」

では、ぜひ、その本家家元のひざの痛み軽減法をお願いします。

「ひざを手で押して両ひざを回す。これだけでいい」

え？　それだけ？　栄養剤とかは要りませんか？

「飲みたければ飲めばいいけれど、飲んでも動かさなくては意味がない」

読者の皆さん、そういうことだそうです。しかし、この言葉だけではどうにもならないので、山内さんに実際にやってもらいました。

それは想像を超えて簡単で、しかも効果的なリセット・トレーニングだったのです。

「ひざ」
リセット・トレーニング

その1
座ってひざ押しリセトレ

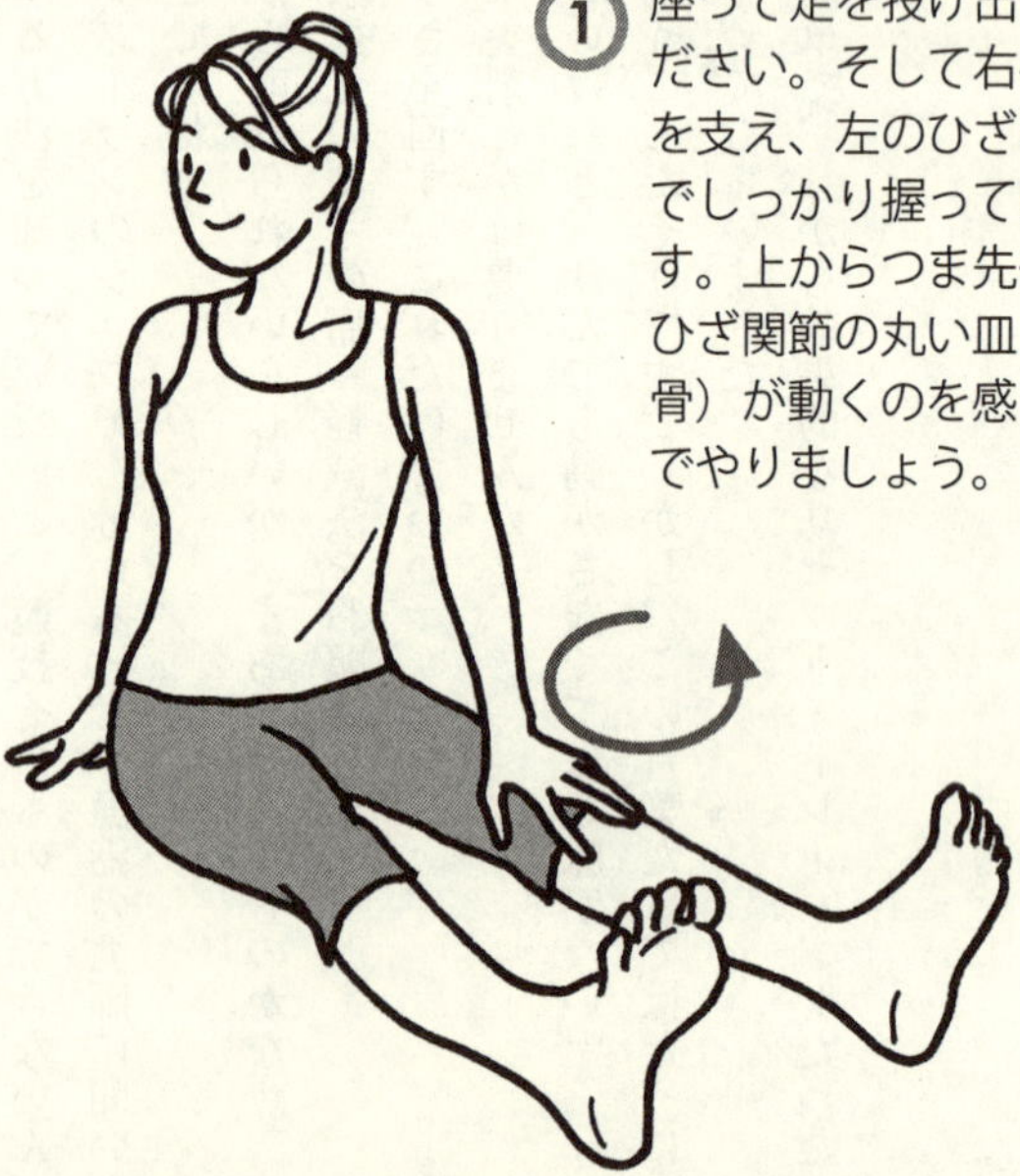

① 座って足を投げ出してください。そして右手で体を支え、左のひざを左手でしっかり握って回します。上からつま先へ向け、ひざ関節の丸い皿（膝蓋骨）が動くのを感じるまでやりましょう。

② 両手でひざを同時に回しても効果的でしょう。外回り、内回りにぐるぐると。

その2
ひざ伸ばしリセトレ

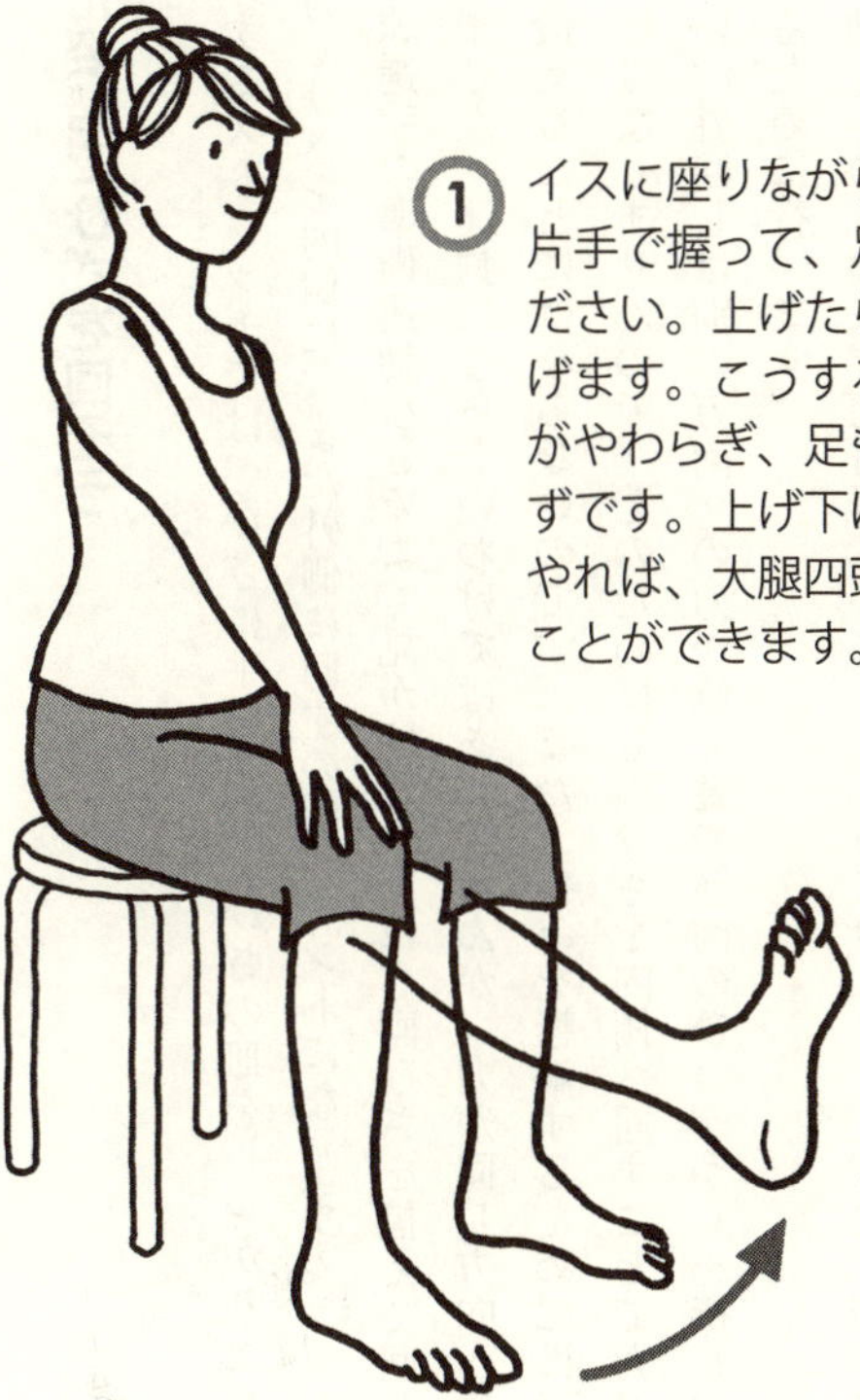

① イスに座りながらひざの皿を片手で握って、足を上げてください。上げたら、今度は下げます。こうすることで痛みがやわらぎ、足も軽くなるはずです。上げ下げをゆっくりやれば、大腿四頭筋も鍛えることができます。

② 段差や斜面に対応するためにはひざを「動かして鍛える」ことが効果的です。このトレーニングをくり返すことで、衝撃を受け止めるひざの皿が柔軟に動くようになるのです。

立った姿勢でひざを回そう

次に紹介するストレッチでは、ひざに手をあて（ひざの皿をしっかりつかむように握って）、手の力でひざを内側に、また外側に回すのがポイントになります。

なお、野球選手の準備運動などでよく見かけるように、両ひざを揃えて回してしまっては、意味がありません。運動にならないわけではありませんが、力が同じ方向へ逃げてしまうので、ひざを鍛えることにはならないのです。また、痛みを軽減するためには、痛む箇所を探しあてなくてはなりませんので、そのためにも両ひざを内側へ回すことで力が逃げるのを防いでください。外回しは別の方向への力が働く腱や筋肉のひっかかりを探し、そのひっかかりを軽くするために行います。

いずれも動きそのものに、何も難しいことはありません。ただ、これだけでもひざが痛むときには、ゆっくりゆっくり、痛まないように回すことが大切です。

「ひざ」リセット・トレーニング

その3
ひざ回しリセトレ

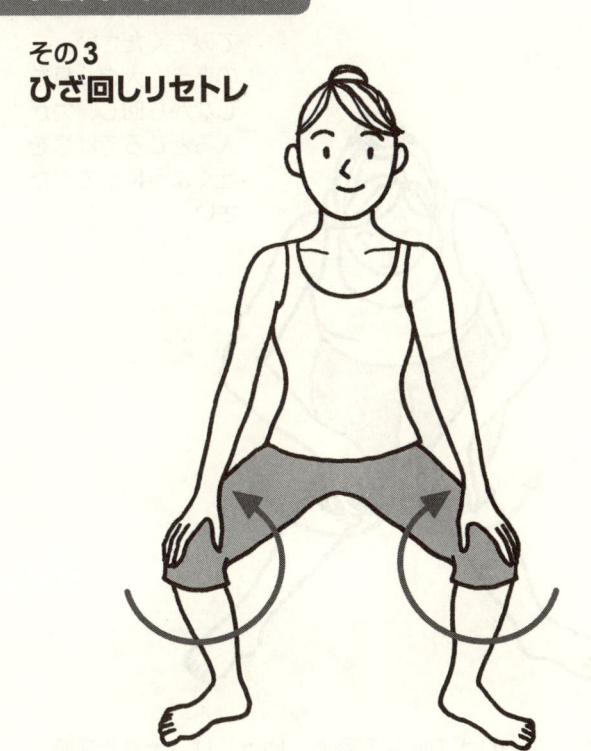

① 立った姿勢からやや腰を落とし、両手をひざにあてて回します。両ひざを、大きく内側に向けて回してみてください。両手はひざの上下をしっかりつかむようにし、回しながらどこが痛むかを探りましょう。

② ひざを内側に折りながら、今度はひざを外向きにねじり回してみてください。このとき、大きく息をしながら回し、力が入るところでは息を吐くようにしてください。

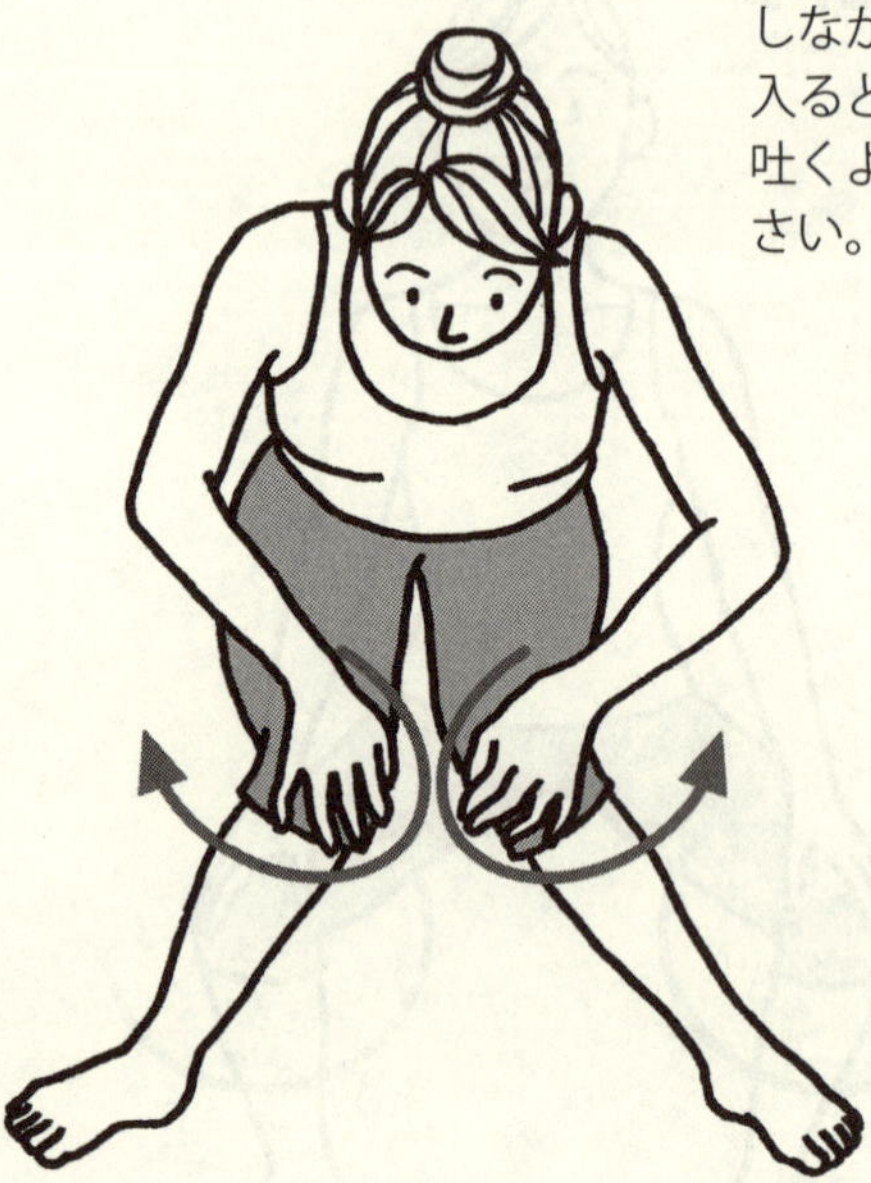

③ このひざの回転運動も、ゆっくり、大きな呼吸とともに行うことが大切です。またひざを回す回数は、内回し３回のあと、外回し３回を基準としてください。最低３回は回さないと、体が覚えないのです。忘れていた動きを体に思い出させましょう。

「ひざ」
リセット・トレーニング

その4
ひざ回しリセトレのいろいろ

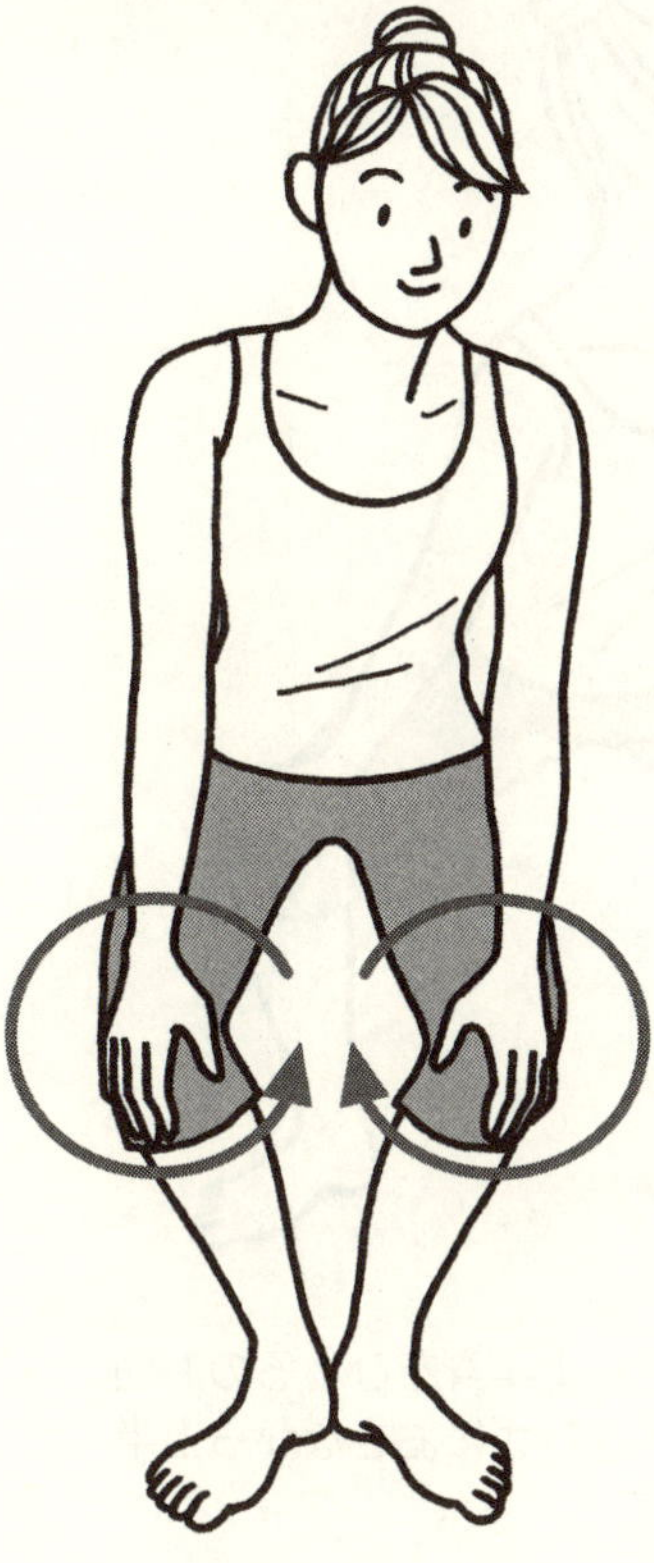

足先の位置を変えれば、このひざ回しにはバリエーションが生まれます。いろいろな方法を試すことは、どの姿勢で痛みがあるのかを知ることに役立ちます。同じ姿勢で、足先だけをつける、踵だけつける、片足先だけを横にする、といったバラエティーを加えながらひざ回しをしてください。

「ひざ」
リセット・トレーニング

その5
上半身ひねりリセトレ

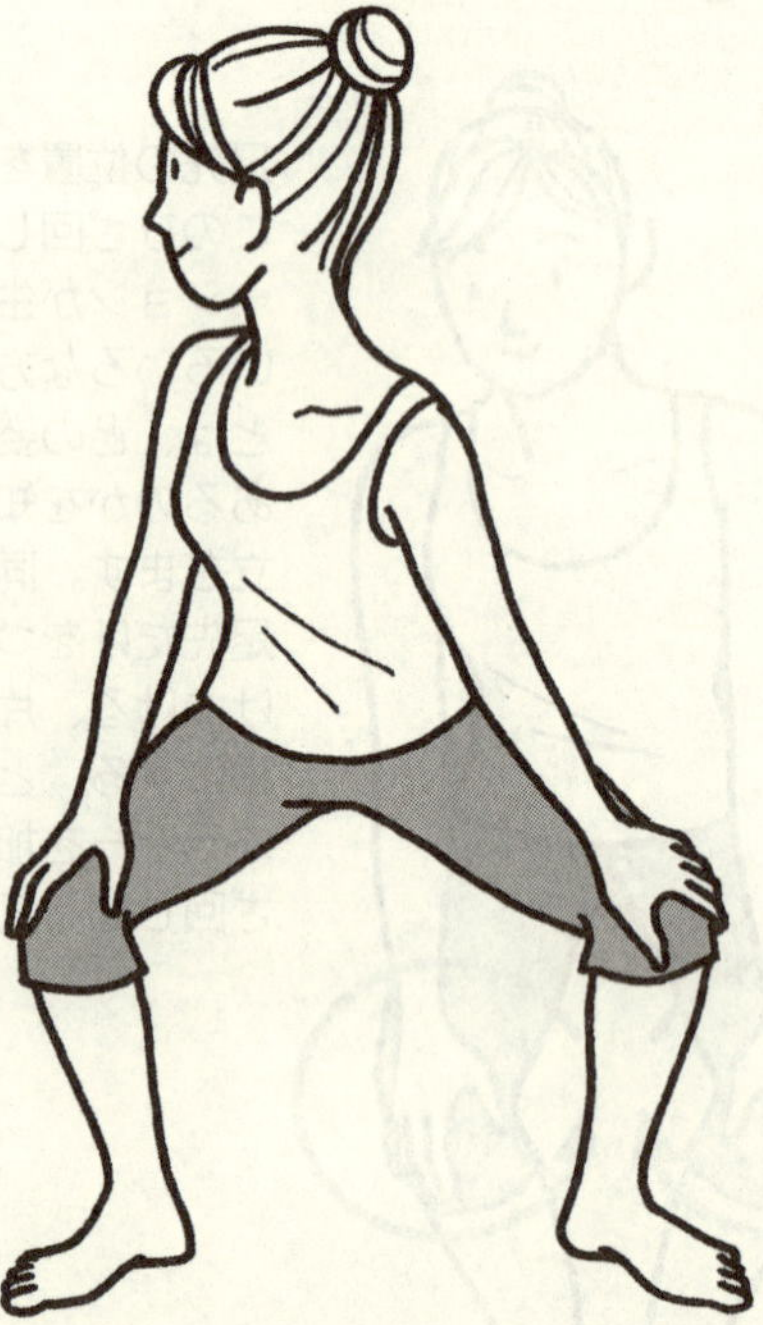

① 両足を広く開き、上半身をひねるのも効果的です。両手をひざにおきながら上半身をひねります。

② 顔は上に向け、一方の手を後ろにまわし、腰から胸までぐっと開いてねじりましょう。

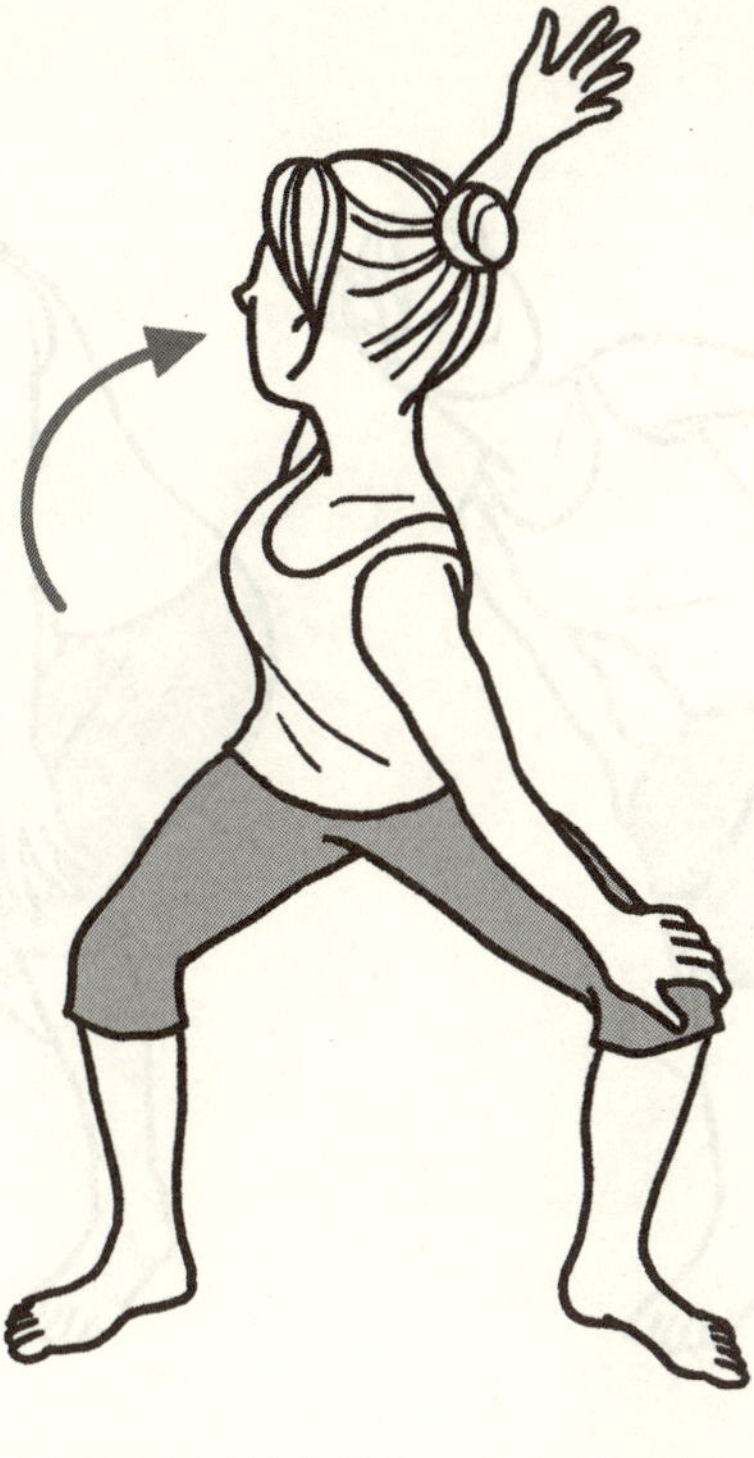

③ 反対側も同じように。これは腰痛に対しても効果があります。

④ 正面だけでは分かりにくいかもしれませんね。今の流れを横から見てみましょう。まずは体を右にねじります。

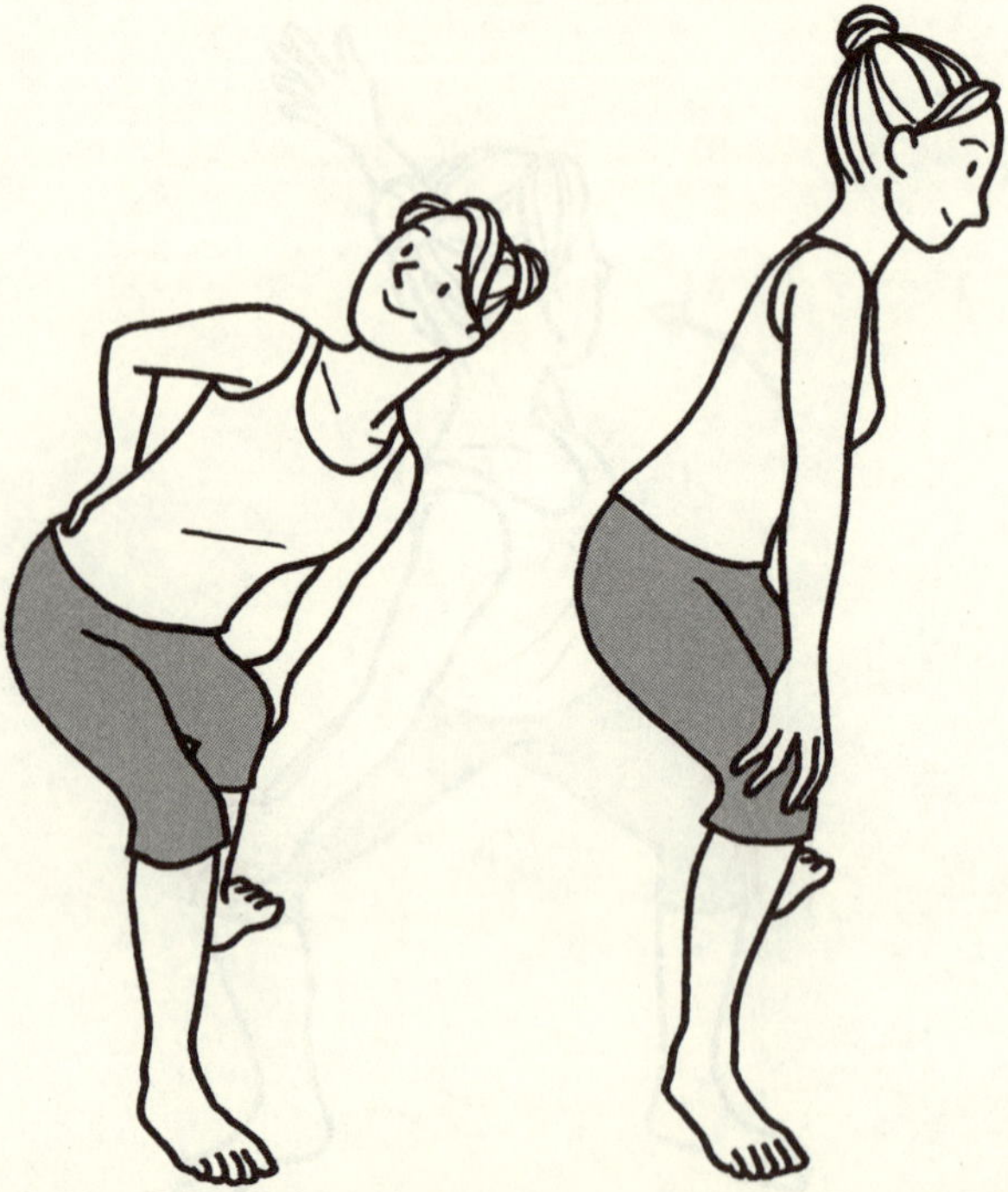

⑤ このとき、右手を背中においてねじっても効果的です。

⑥ 背にした手を、そのまま上へ伸ばしましょう。

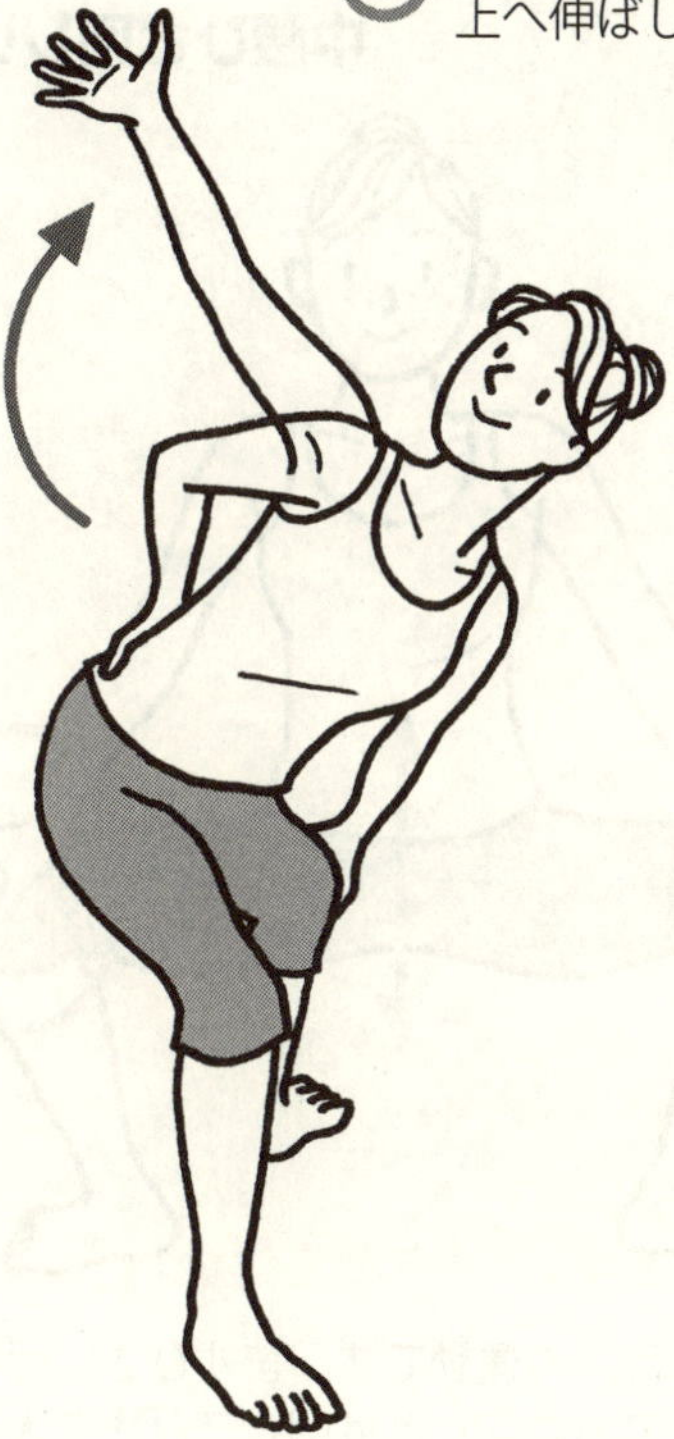

⑦ ここで広げた手の形を変えてみるのもよいでしょう。次に反対側もやってみてください。

その6
中腰ひざ回しリセトレ

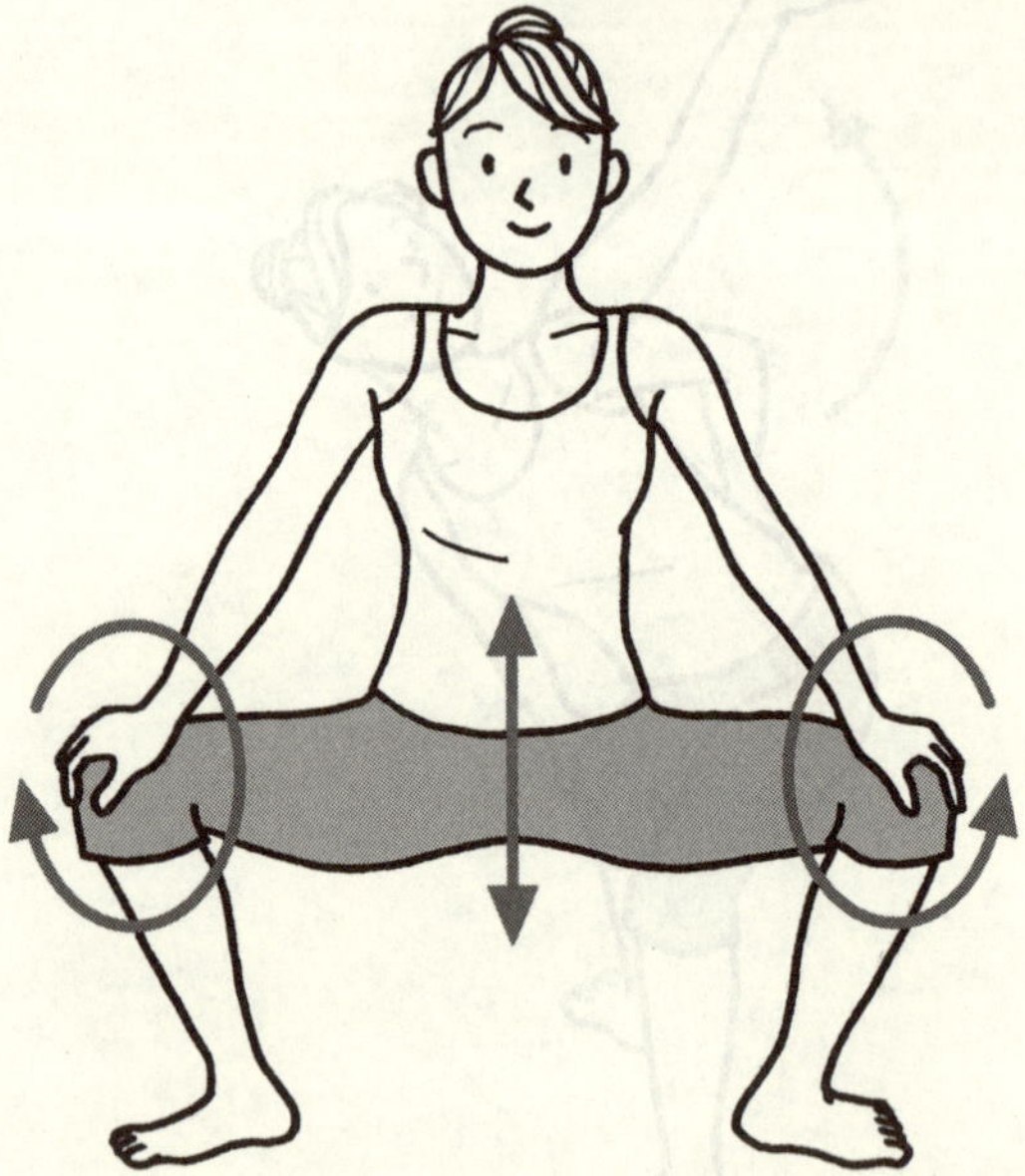

ひざと腰の両方の運動です。まずひざに両手をあてて、ここでも内回しと外回しでひざを大きく回します。そのまま腰を上げ下げしてください。これはきつい動きなので、できる範囲で構いません。腰を深く下ろすほど難しさは増していくので、自分で調整してみてください。

その7
中腰ひざ回し・上半身ひねりリセトレ

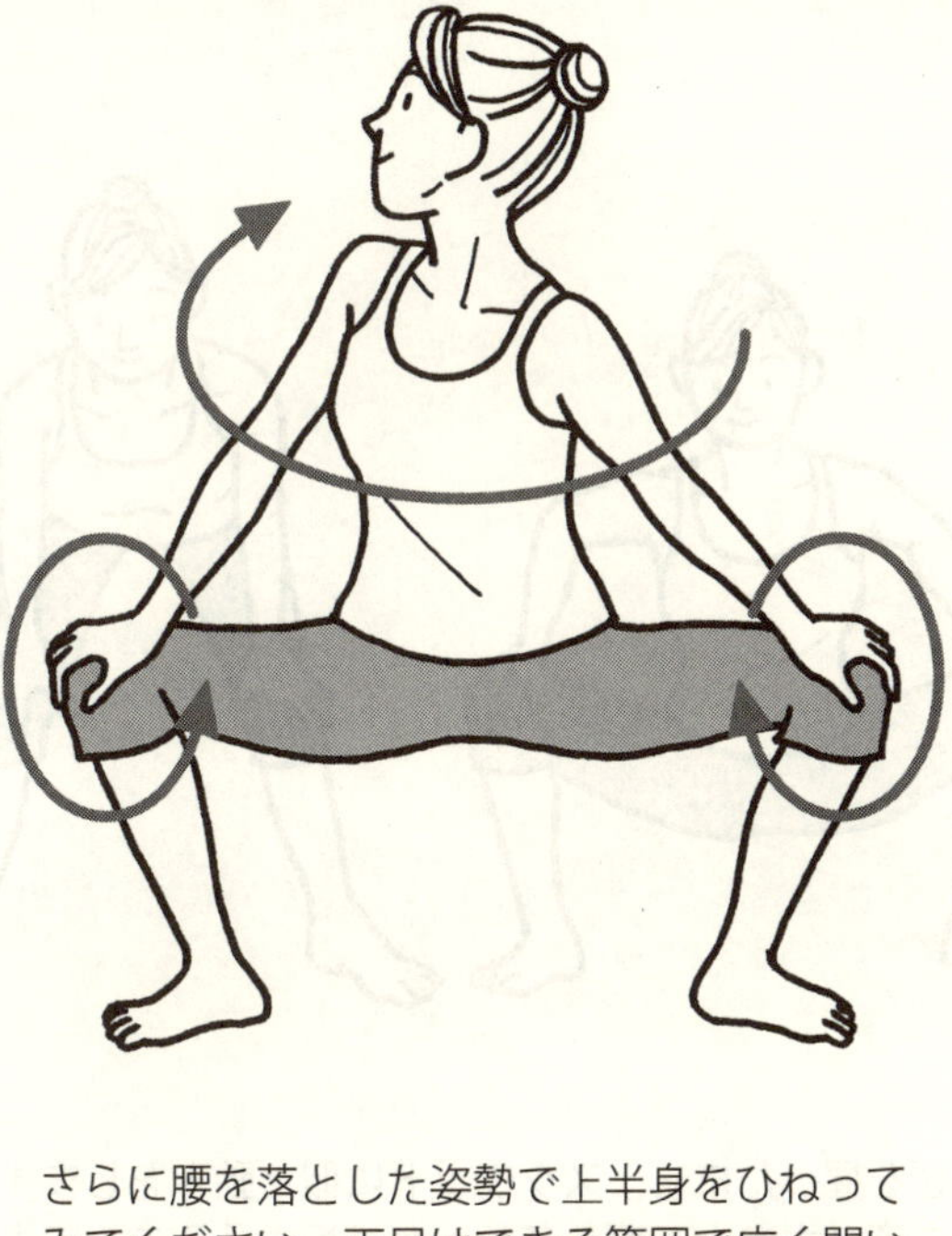

さらに腰を落とした姿勢で上半身をひねってみてください。両足はできる範囲で広く開いてくださいね。なんでもなさそうな姿勢であり、運動ですが、しかしこれが効きます。この形をしっかり覚えてください。

「ひざ」
リセット・トレーニング

その8
腰の上下動と
ひざの屈伸リセトレ

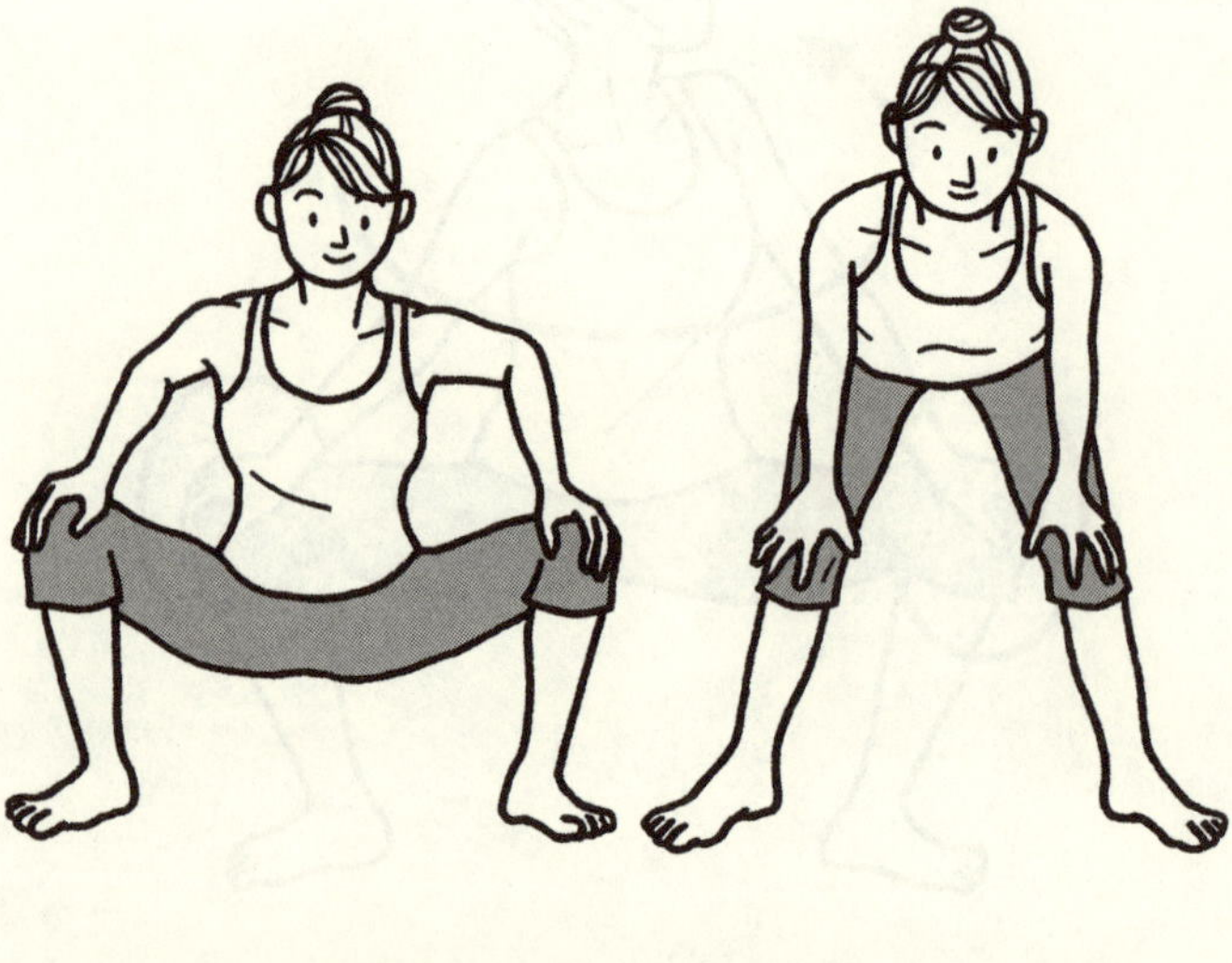

ひざを握ったまま、スクワットに似た動きをします。ここでひざの上を両手でしっかり押さえることで支点が作られ、ただのスクワットとは得られる効果が変わります。そしてそれこそがリセット・トレーニングの特徴であり、しかも効果的なところです。

ひざのリセット・トレーニングのどこがすごいのか？

「変形性関節症」と呼ばれる症状などにより、ひざに痛みを抱える人にはどういうわけか女性が多い。その数、なんと六〇〇万人から八〇〇万人と言いますから、高齢の女性はかなりの確率で悩んでいると言っても過言ではありません。

では「その原因は？」と言うと、体重増加や運動のやりすぎ、そして足のアラインメント（並び）の悪さ、いわゆるO脚やX脚などがあげられますが、残念ながらどれも、全てのひざの痛みの原因を説明してくれるわけではありません。

三キログラム体重が増えただけでひざへの負担は格段に増すことが分かっていますし、重いものを長く持っただけでも影響がでます。また、ひざの軟骨は三十代からすり減りはじめることもよく知られています。さらに、リューマチや痛風や偽痛風（痛みが一週間くらいで治まる）でも、ひざに痛みが走ります。

このひざの痛みを軽減する方法として山内さんが開発したリセット・トレーニングは、「ひざの皿を動かす」というものでした。しかし、山内さんは常々「**ひざの裏を伸ばさなく**

てはいけない」と言っていたし、私自身もひざが痛いときはその裏が痛かったので、「なぜ、ひざの皿を動かすのですか？ ひざの裏の腱《けん》こそ、ポイントではないのですか？」と伺ったことがあります。しかし山内さんは言下にこう言いました。

「動かすのは、ひざの皿だろう。それが動かなくてはひざじゃないだろう」

腸腰筋の一件（腰痛の項目参照）以来、山内さんの判断が正しいとは分かっているのですが、医学的な判断もほしいと思い、整形外科医の知人に相談しました。彼は実におおらかな方で、「整形外科学の領域にサル屋ふぜいが乗りこんで」という気持ちのかけらも見せず、ていねいに答えてくれました。

そもそも人は「直立二足歩行」という、いつ倒れてもおかしくない歩き方をしていて、ひざを使ってそのバランスを取っています。

試しにイスに座ってひざに手をあて、足を曲げ伸ばしすると、ひざの皿は足を伸ばしたときに内側へ、足を曲げたときに外側へやや動いているのを感じることができると思います。体のなかでの動きはさらに複雑なのですが、これらは、ひざの曲げ伸ばしの際、重心のバランスを取るために絶対必要なものです（荷重線のスタビライズと呼びます）。

この動きは、バランスを取るためにだけではなく、ひざの軟骨をも守っています。だから、このひざの皿がどれほどよく動くかで、関節の健康状態が分かるのです。これがスムーズに動かないとひざ全体が左右にぶれるのですが、そのぶれが大きいほどひざ痛は重症になっていくのだそうです。

今回ご紹介した「ひざ」リセット・トレーニングがすごいのは、屈伸運動の要になるひざの関節に外から力を加えている点にあります。外の支点を作ることで、ひざにかかる力を何倍にも強めて関節を鍛えるとともに外からしっかり支えているので、ひざの関節が守られるのです。

両手でしっかりとひざの関節と腱の動きを感じ、それによってひざの腱を防護するとともに各部位が鍛えられます。また腰を落とした姿勢では背中がまっすぐになるから、腰が自然に動きます。ひざに手を置くことでバランスもよくなっています。つまり、スクワットにありがちな無理もありません。さらには、負荷をかけずに行う回転運動は、関節の軟骨再生につながるとさえ言われています。

こうしてみると、リセット・トレーニングのひざ回しが、ひざ痛を軽減する合理的な理由を備えていることがよく分かります。しかし、分からないのは、「ひざの皿を動かそう」となぜ山内さんが考えついたか、です。普通は動かそうと思うような体の場所ではないはずです。それはやはりある種の天分、天才のひらめきというものなのかもしれません。

コラム６

山内英雄、自らを語る

◎子どもの頃

私は男の子三人兄弟の末っ子として大戦末期、一九四四年に下関市で生まれました。父は島根の人で、母は熊本の出です。家業は代々米屋でしたが、父の代から彦島で乳酸飲料製造販売を行うようになり、私も小学校の間はずっと牛乳配達を手伝っていました。

小学生の頃は暴れん坊で、母は「生傷の絶え間がない」といつも嘆いていました。母の思い出はいつも「品のあるたたずまい」ですが、父は一種見識を持った人で、「勉強は学校でしなさい。家で勉強するなら学校に行かなくてもいい」と言っていました。それで小学校、中学校はもちろん、高校生になっても、家で勉強というものをしたことがなく、予習、復習、宿題などはしたこともありません。実は参考書も買ったことがなく、ノートは全く白紙でした。

小学生の頃はビー玉遊びが大好きで、彦島だけでなく下関駅の向こうまで勝負をするために遠征していました。

また、子どもの頃からボランティア（当時そういう言葉はなかったのですが）活動に興味がありました。そしてそのことを周辺に話していたようで、後になって友人がほかの人に「こいつは子どもの頃から、そう言っていた」と語っているのを聞いたことがあります。そしてその頃からボランティアには資金がいる、資金を蓄えておくのがボランティアを維持する絶対条件であることも分かっていました。この頃から、そのためにお金を貯えたいと考えていたのかもしれません。

中学時代に夢中になっていたのは野球で、同年配のチームと少し年上のチームの二つに所属していました。ポジションはキャッチャー。ファウルチップやキャッチャーフライを追うのが好きで、バッターが打った瞬間にボールがどこへ飛ぶかを判断できたので、またよく捕ったものでした。毎日毎日、野球で明け暮らした中学時代は、今振り返ってみても実に充実していました。

◎ウェイト・リフティングとの出会い

下関西高に入学したとき、それまで夢中だった野球を続けるつもりで部室に向かって歩いていると、二期上の門田宏昭先輩に声をかけられ、そのままウェイト・リフティング部に入ってしまいました。成り行きで入部したわけですが、意外にもこの種目が自分にあっていたのでしょう、高校三年の秋、インターハイで優勝してしまいました。

　勝負にこだわってもいなかったのですが、今になって振りかえると、当時はウェイト・リフティングが人生の全てという感じだったので、素直にとても嬉しかったですね。

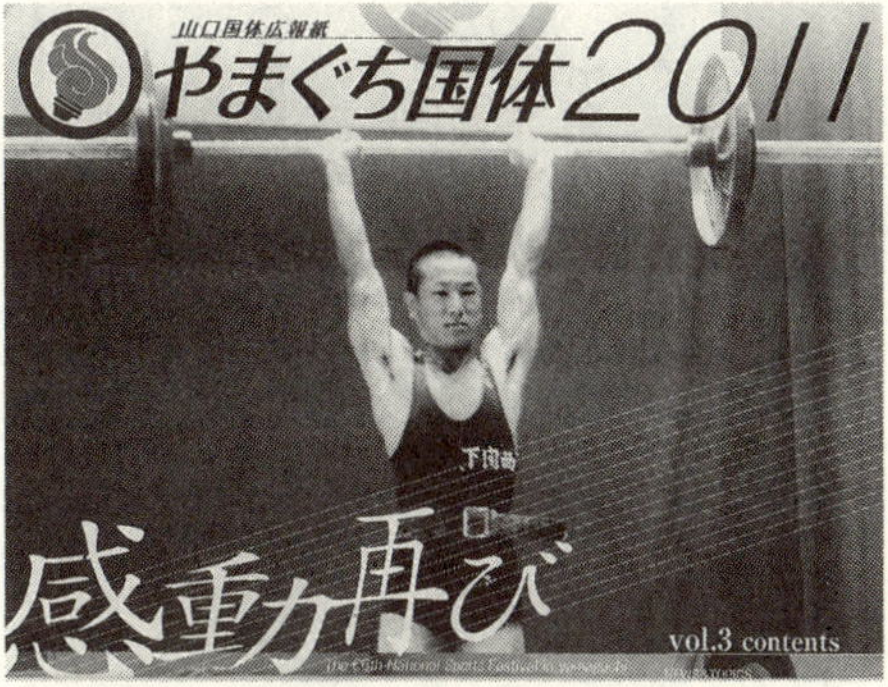

インターハイで優勝したとき。2011年のやまぐち国体の広報紙の表紙として使われました

　大学入試も、理工系ではあまりにも早く人生が決まってしまいそうなのと、当時の成績を考え、文科系（早稲田大学商学部）へ進むことにしました。高校時代まで読書などほど遠い習慣だったのですが、その反動か、大学生活の最初の二年間はほとんど毎晩、一二時から朝六時まで一晩に六～七冊くらい本を読んで過ごしていました。

　大学時代もウェイト・リフティングを続けていましたが、大学三年のとき、父親が亡くなりました。そこで一年間休学して下関に戻り、復学してからはもうウェイト・リフティングに夢中になることもなく、卒業後は、兄が大阪で興した不動産業を手伝うことにしました。

◎世界旅行へ

卒業後の二年間、兄のところで働き、順調に仕事をこなしていましたが、どこかで物足りなさを感じていました。その物足りなさを解消すべく、貯めた一〇〇万円をもって世界旅行に旅立つことにしました。

出発日は忘れもしない、一九七〇年九月一日。大阪港からグレゴリーオルゾニキズ号でソビエト連邦ナホトカへ向かいました（注1）。

出国前は「二、三年、外国で住んでもいいかな」などと思っていたけれど、ロンドンを訪れたときに、ビジネスをするなら日本のほうが断然「楽」だと感じられたので、三〇カ国以上を回ったのち、七一年二月一〇日に帰国しました。

帰国してからは約二〇年、兄の会社で働き、九〇年に独立しました。

いわゆる、バブル時代のまっただなかに不動産業界へ身を置いていたので、借入金（一三〇億円）の返済にかなり手こずった時期もあったのですが、策略やごまかしをしないことで乗り越えてきました。だからこそ私の会社は、ある大手銀行がバブル崩壊後に融資をした最初の企業となれたのです。

◎ヨガとの出会い、そしてJヨガ創設

なんとかバブル崩壊後の苦境を抜け出し、事業も軌道に乗ったので、いよいよ子どもの頃から考えていたボランティア活動を実行に移すことにしました。はじめは教育、そのなかでも初等教育が一番大事と考え、小学校を作りたいと考えました。そこで日本より、教育環境に恵まれない国に毎年一校作ることを計画し、ラオスとカンボジアにそれぞれ一校を作りました。その頃、ヨガに出会いました。それは偶然の機会でしたが衝撃であり、驚くほど新鮮でした。

ヨガと体の可能性については「自分しか知らない！」という直感があり、どこかで「この分野で世界一になれる」と感じたのです。誰かの健康に貢献できるのなら一生を束縛されてもよいし、死ぬまで緊張感を持って生きていけると思いました。

そしてこれこそが、私が見つけた、最高のボランティア活動だったのです。

しかし、ヨガを実際にやってみて、すぐに疑問がわきました。「一体、ヨガとは何

だろうか?」と。

ヨガを教える先生たちは、誰も体のことについて知らないのではないかと感じるようになりました。「カリスマ」と呼ばれるような先生にも会いましたが、やはり納得のいく答えを得ることはできなかったのです。

そうなると、従来のヨガとはいったい何か、さらに疑問をもち、インドでその「聖地」とされる所にも足を運びました。そこで何人もの先生に会い、質問をしてみましたが、彼らは人がより健康に、より美しくなることなど考えていなかったし、なにより、人の体がどんなに美しいのかについての自覚がありませんでした。

ヨガがヨガであるのは、ただ単に象徴的な「ポーズ」があるだけなのかもしれない。しかしそうであるならば、ポーズの単純さ、その数の少なさに驚きます。ポーズと称される完成形も、自分ならもっとたくさん、無限に作ることができるのではないだろうか。そしてそれだけではなく、自分の開発した新しいポーズなら、人体の美しさを表現できるのではないかと思ったのです。

こうして当代一のヨガの技術者を集め、彼女たちとともに「ジャパン・ヨガ・カレッジ」を設立。『アート・オブ・ヨガ』(二〇一一年、レベル)という写真集も作りました。このジャパン・ヨガ、つまりJヨガは、人の体の本来持っている美しさ・柔軟性を引き出すエクササイズなので、いわゆる「インドヨガ」に付随する「哲学」「瞑想」「呼吸法」などは、宗教的な装飾にすぎず、神秘さを誇るための「虚飾」と考え、一切使わないことにしたのです。

「呼吸法などはない」と、Jヨガでは言い切っています。これは呼吸は動作と一体のもので、動作と一緒に大きく深くおだやかな息づかいをすれば、それだけでいいと考えているからです。

「瞑想」についても、「インドヨガ」が語る「瞑想」とは「無」、何もないことを指します。しかし何かを考えるためには知識、それも蓄積されたものが必要なはずです。それを若い行者が「インド哲学者」をきどるのははじまりからおかしいのです。

そんな考えから、呼吸を整えるために「静かに座る」ことはあっても、そのときに「無心の境地」などは必要ない、と伝えてきました。「今日の夕食は何食べようか?」とか「明日の演劇は楽しみ」とか、心が落ち着くことを思い浮かべるだけでいいのです。

◎リセット整体の誕生

こうして、教室に来た生徒さんや、教室を開きたいと受講する先生方にヨガを教える機会が得られると、難易度の高いものもある面で必要ではあるけれど、それができない人にはどう伝えればよいのだろうか、ということを考えるようになりました。

さらに、高齢者やリハビリ中の人、また何らかの障碍を抱える人には、どのようなトレーニングが必要とされるのだろうか。もちろん、できる範囲でやるだけでいいのだけれど、そうはいかない人ならどうすればいいのか、そのようなことばかり考えていました。

ちょうどその頃、ベトナムで障碍を持つ子どもを養育している方に出会い、彼らのための施設を建設することになりました。その施設で、全盲で手足などに障碍を抱える子どもたちや先生、お母さんたちの前で簡単な整体を行ったところ、子どもたちの表情がずっと明るくなり、一緒にいた日本人女性らと手をつないだりしながら、踊りはじめたのです。

その様子を見て、大変驚いたのがベトナム障碍者教育の第一人者、ビン（Huynh Thi Thanh Binh）先生でした。Jヨガの可能性を知った彼女は、日本のジャパン・ヨガ・カレッジで三カ月間研修して、ベトナムでリセット整体を広げるようになりました。

Ｊヨガの原点、そして一つの到達点はこのベトナムの障碍児のために開発した整体にあります。このトレーニングは全て、体の動きを今よりも少しでもよく動くようにするように開発したものです。彼らが少しでも動きやすくなれば、まさにこれこそ私の願ったことです。そして実際に効果が得られている光景を見て、この方法なら、健康を取り戻す、また健康寿命を延ばすことも不可能ではないと確信しました。

ビン先生の熱心な活動と、私たちへの高い信頼を目の当たりにするたび、Ｊヨガを設立して本当によかったと感じています。

◎世界一、そしてリセット・トレーニングへ

二〇〇六年、肺がんが発覚しました。

生死を考えるときが来て思ったのは、このまま、せっかく見出した体の真理や、開発したトレーニングの数々を埋もらせてしまってはならないということでした。世界に広める、アピールするためにどうすればよいのか？　そこで思い出したのがウェイト・リフティングでした。

Jヨガが従来の「ヨガ」と根本的に違うのは、体の動きを合理的に組み直していることにあります。それを使えば、理にかなった動きが完成するはずであり、それが示す到達点の一つは「スポーツで世界一にもなれる」ということです。

「世界大会で優勝しよう」、そう決意しました。〇九年四月、肺の半分を切り取った肺がん手術の半年後のことです。

実はそのとき、翌年の世界大会への出場資格取得試合がもう三カ月後にせまっていたのです。

ライバルは学生時代からの強豪選手で、記録を比較しても明らかに相手が上。本当に強敵でした。そのライバルの顔を思い浮かべながら、練習をくり返して大会に臨み、勝利したのです(注2)。

しかし、その代償はケガでした。自分の体重をも超える重さのバーベルを持ち上げることで、ひざや腕をどうしても傷つけてしまうのです。

しかし、そのケガを自分で治す方法を編み出したとき、リセット・トレーニングの構想が明らかになったのです。翌一〇年、ポーランドで開催された世界大会で優勝し、

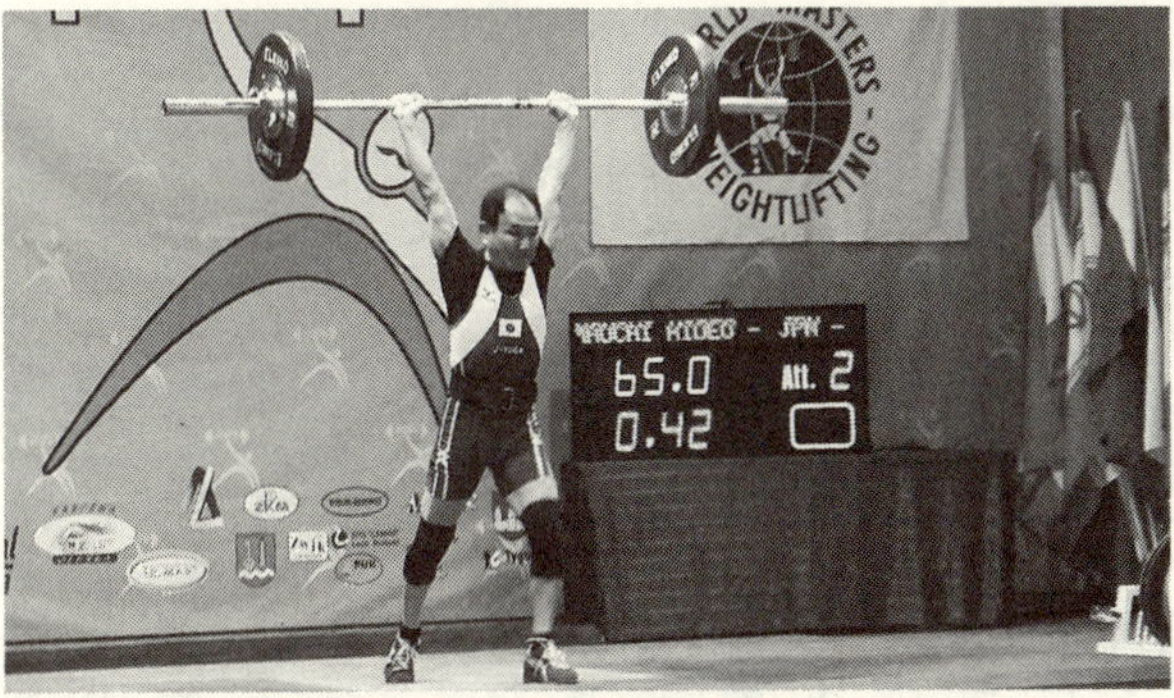

2010年の世界大会で優勝。ジャークで65kgを記録しました

実際に世界の頂点までたどり着きましたが、それはリセット・トレーニングの効果を自分の体で試し、成功した瞬間でもありました。

それ以来、スポーツに対する見方がまったく変わってしまいました。もともと、どの競技でも一目見れば、キーとなるポイントはすぐ分かったのですが、それをどのように改善すればいいのか、ということまで一瞬で分かるようになったのです。

こうして、Jヨガを応用すれば様々なスポーツで、新しいトレーニング方法が生み出せることが分かりました。それこそが「リセット・トレーニング」です。

この本では、肩こりや腰痛といった多くの人の苦痛を軽くする方法に限って収録しました。それはリセット・トレーニングの第一段階「リセット・ストレッチ」の導入部であるとも言えるかもしれません。

本来の「リセット・トレーニング」は、手足の指先からはじまって、全身のリセットまで、あらゆる運動や整体の準備運動としての「リセット・ストレッチ」を第一段階としています。そして相手に施術する「リセット・整体」はその第二段階、アスリートやアーティストたちのため、筋力増加までアシストするのが第三段階の「リセット・エクササイズ」です。

リセット・エクササイズは、スポーツやアート・パフォーマンスの技能の熟達を図り、さらに上達するための基本動作としてくり返して秩序だてて行う、理にかなった運動です。それは英語のプラクティス(practice)や日本語の「けいこ」に近い意味ですが、私がそれらを合理的に組み立て直したものです。

Jヨガは、この第三段階のなかに位置づけられるでしょう。アート・オブ・ヨガに至って、人体の美しさを完成した形で見せることができるからです。

ヨガという名前が持つ狭さにどこかもやもやしたものを感じつつ、しかしその最初の出会いの鮮烈さを思い出しては「どこかにぴったり収まる場所はないか」とずっと探していたのだと思います。しかし、それができた! リセット・トレーニングの広さはそこにあります。

リセット・トレーニングは進化を続けています。そして、どんどんシンプルになっています。それらを完全にまとめるよう、私は日々、その準備を進めています。

*注1　山内さんはこのときの旅を克明に憶えているので、全ての訪問国、旅行場所をメモしています。

「子どものとき以来、聞いたり、本を読んで知った知識を頼りに、実際の場所で見たり、聞いたり、いろいろなことをその現場で体験した。その土地、土地の印象はかなり鮮明に残っているが、多すぎるので省略」と、ごくあっさり書いています。山内さんの旅行記は、それ自体が面白いのですが、ここでは割愛して約半年間に訪れた国名を以下に並べておきましょう。

ソ連、フィンランド、スウェーデン、ノルウェイ、デンマーク、東西ドイツ、スペイン、モロッコ、ポルトガル、イギリス、アイルランド、イタリア、オランダ、ベルギー、ルクセンブルク、フランス、バチカン、モナコ、オーストリア、スイス、ポーランド、チェコスロバキア、ユーゴスラビア、ギリシャ、トルコ、イラン、アフガニスタン、東西パキスタン、インド、ネパール、タイ。

彼が「憶えている」というときには、掛け値なしに憶えています。彼の判断が早いのは、この世界旅行時を含めて、蓄積した膨大な知識を瞬時に取り出すためです。世界旅行をしたうえでの、彼の結論にも驚かされました。「日本人のような穏やかな表情と微笑みを持っている民族はいない」。

＊注2

島は、この世界大会出場権をかけた日本大会の直前と直後に山内さんに会っています。決死の覚悟で臨んでいた大会の直前には、ほとんど遺言のような言葉も次々に出ていました。そして肺がんだと知らされたときには、一瞬、奈落に落とされた気すらしました。しかし日本大会の直後に会ったときには、一転して、山内さんの晴れやかな顔がとても印象的でした。ライバルに勝った経験は、山内さんをさらに大きくしたのかもしれません。「生まれてはじめて、自分は頭がいいと思った」と彼はのちに語っています。

おまけ

「デスクワーク」編
体が「**ゆるむ**」と仕事は「**しまる**」

その1
大胸筋リセトレ

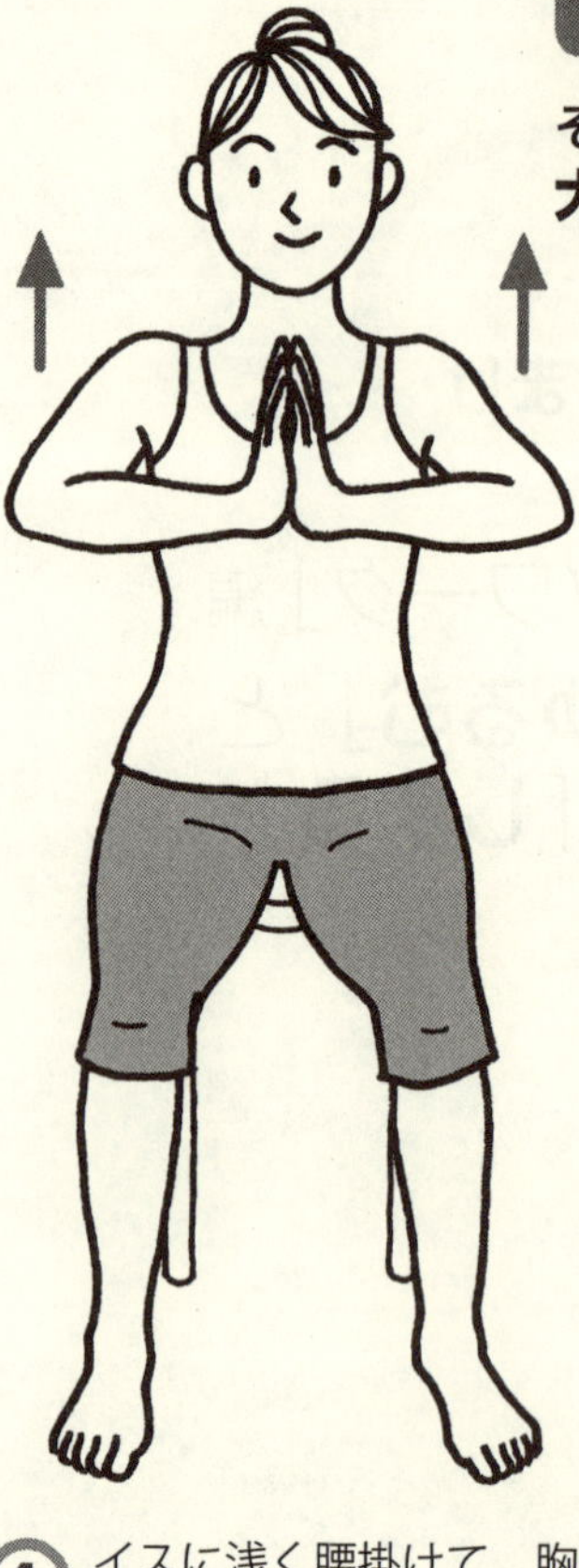

① イスに浅く腰掛けて、胸の前で合掌してください。そのまま両ひじを高く上げましょう。

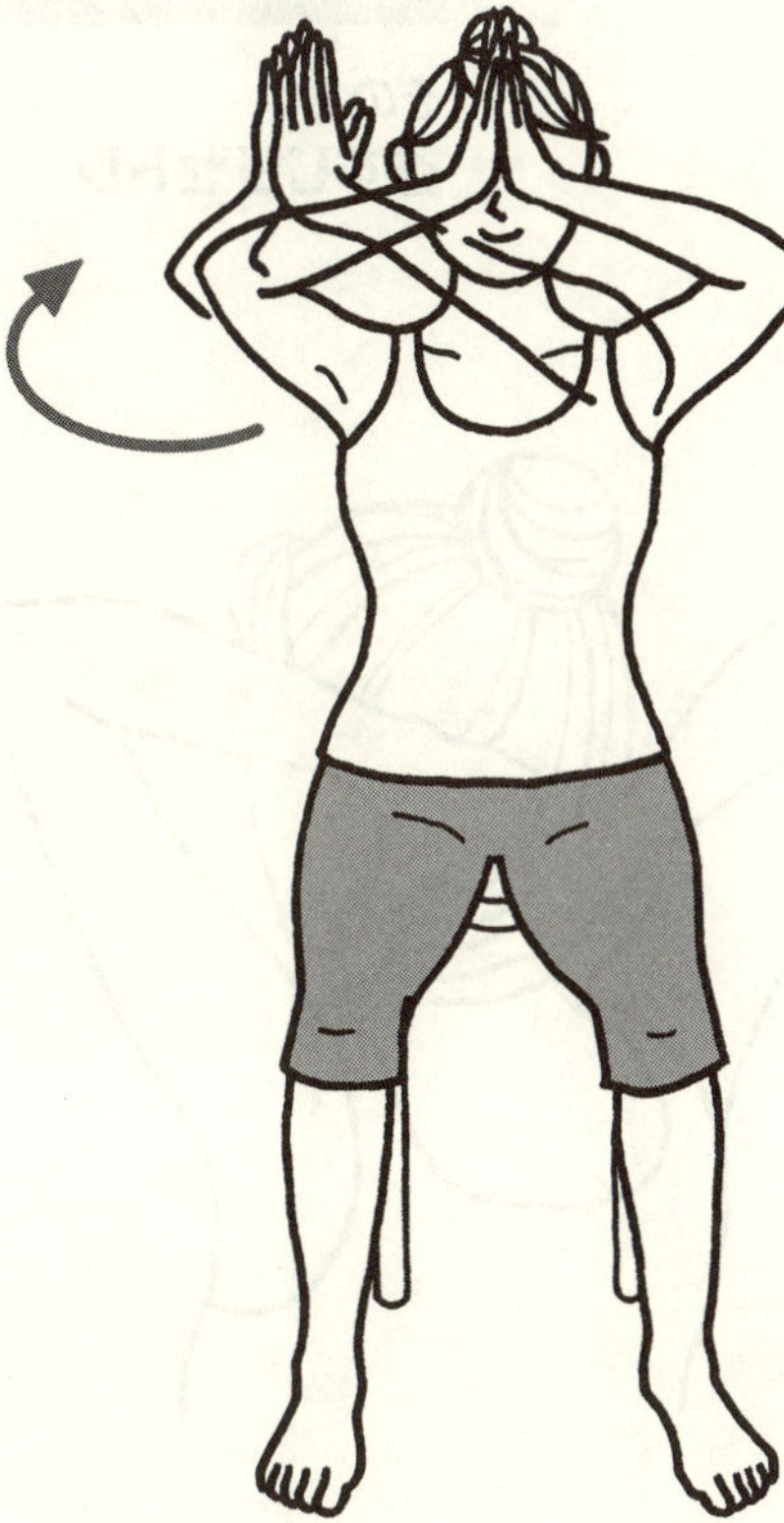

②このまま左右に体をひねります。疲れたなと感じたら、背筋を伸ばし、このリセット・トレーニングをやるといいでしょう。場所も時間もとりませんので、デスクワークの最中にはぴったりです。

その2
首すじリセトレ

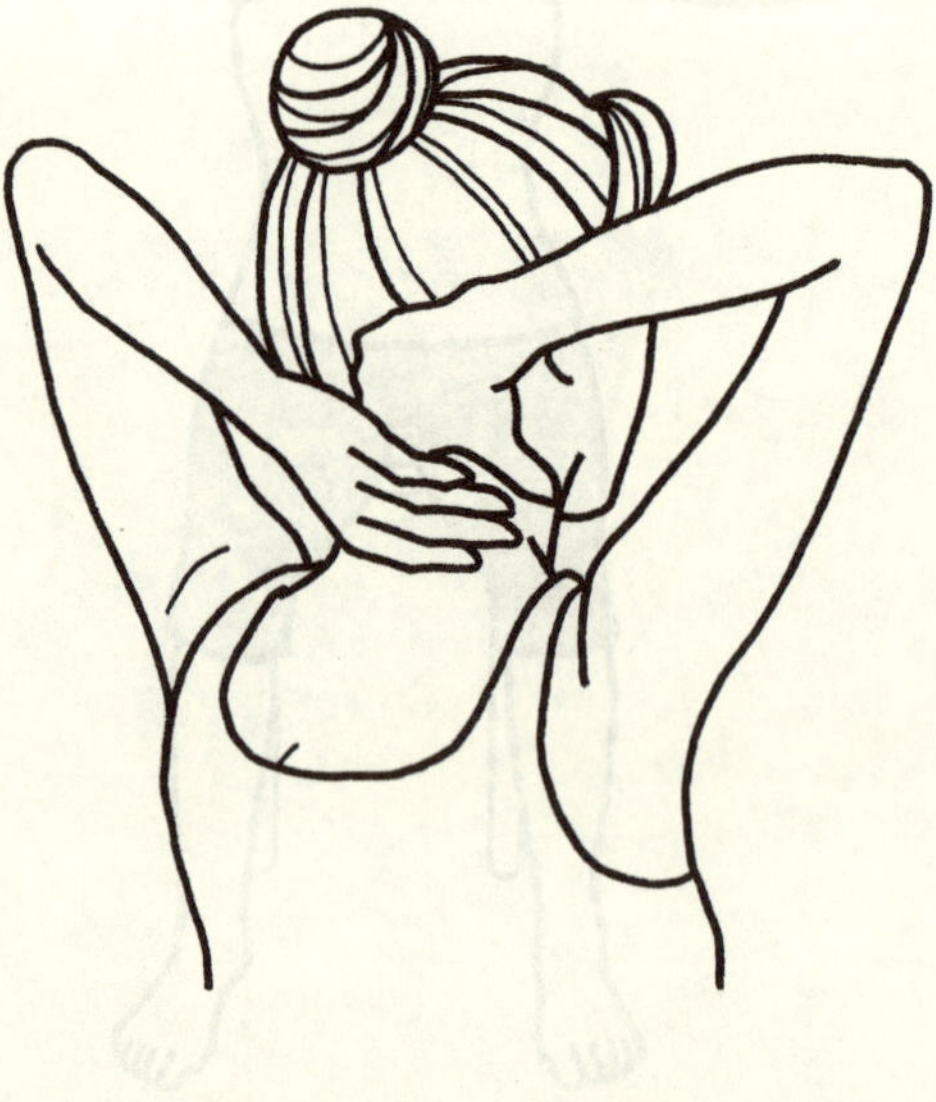

① イラストのように、両手で首すじをしっかりつかみます。

② ゆっくり、大きな呼吸をしながら胸を張ってください。このときひじは背中にむけ、そらせます。

③ そのまま背中を丸めたり、体を左右に倒してみてください。

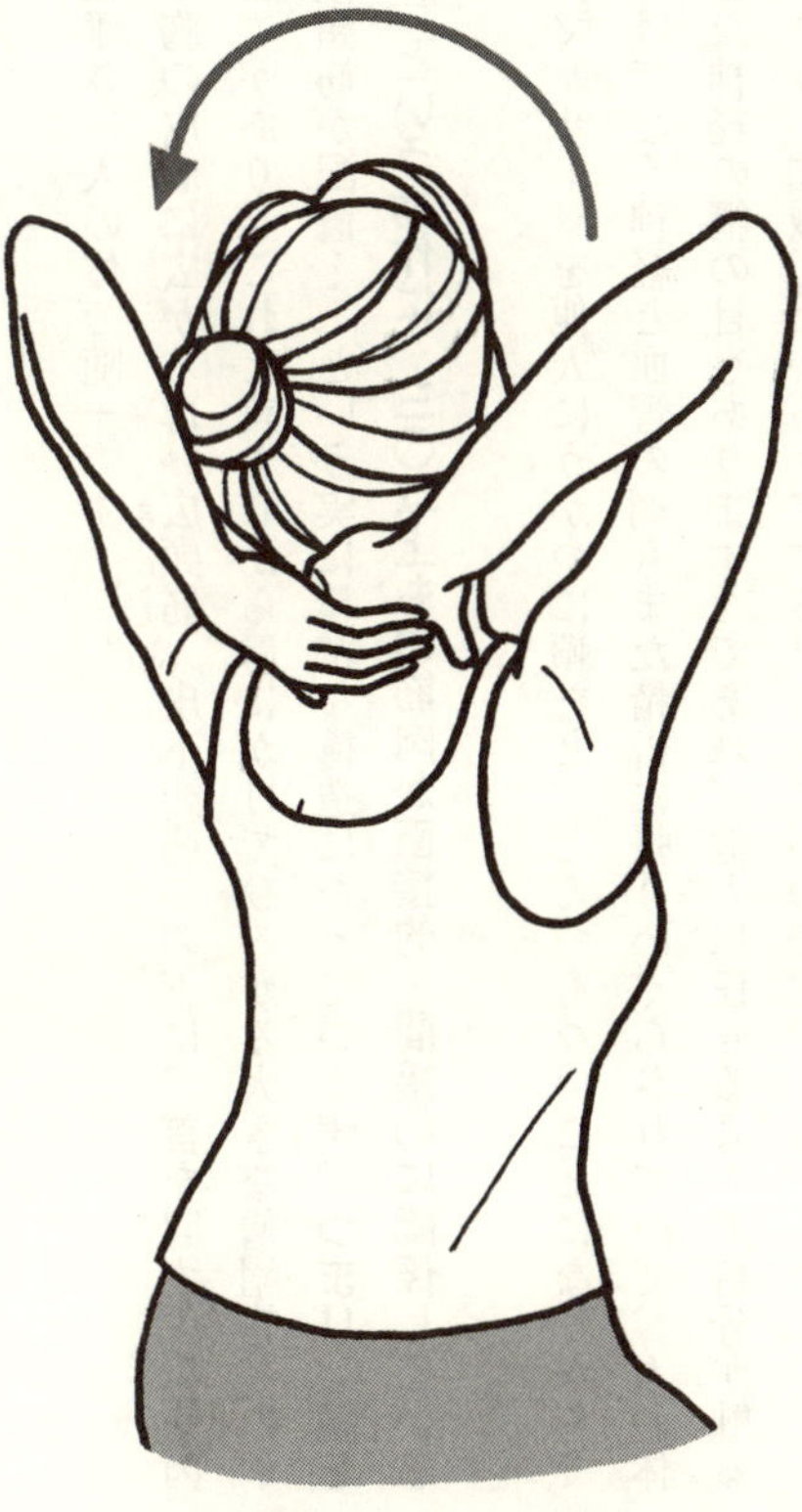

首すじは支点を作ってゆるめる

首すじの筋肉群の複雑さは人の体で随一です。

下あごからはじまり胸の皮膚に広がる薄い広頸筋《こうけいきん》（皮下頸筋）の下に、首を回す主な筋肉、胸鎖乳突筋《きょうさにゅうとつきん》（側頸筋）があり、これと首すじから肩にかけてひろがる大きな僧帽筋との下に、複数の前頸筋、後頸筋が配置……という実に精密な構造になっています。**つまり「腕を上げる」「肩を動かす」という動作に、三〇以上もの筋肉が直接的・間接的に関係しているわけです。**

このため、首すじのマッサージを他人にうかつに頼むと、とんでもないことになりがちです。首すじには筋肉だけでなく神経と血管の網もまた精密に張りめぐらされていて、人の体のなかでいちばん複雑な神経の網の目もあります。であれば他人に任せるより、自分が触ることでひどく痛めないよう、加減しながらケアするほうがよいのです。

たとえば、先ほど紹介したリセット・トレーニングは、支点となる部位をしっかり押さえたら、自分の力で首を回します。片手で首すじをつかんで、もう一方の手で頭を回すこともできるのですが、両手で首すじをつかんで支点を作り、頭は自分で回すのとでは効果が違います。あごの関節のときと同じですが、首の関節部分を手で押さえ、頭を回すことで、関節をゆるめることができると考えてください。

首すじをゆるめることは全身のリラックスにつながります。また、ひじを高く上げ、回すのも固まった体をほぐすためにとても効果的です。大きく息を吸ったり吐いたりしながら、ひじをゆっくり大きく回してください。

その3
首すじ押しリセトレ

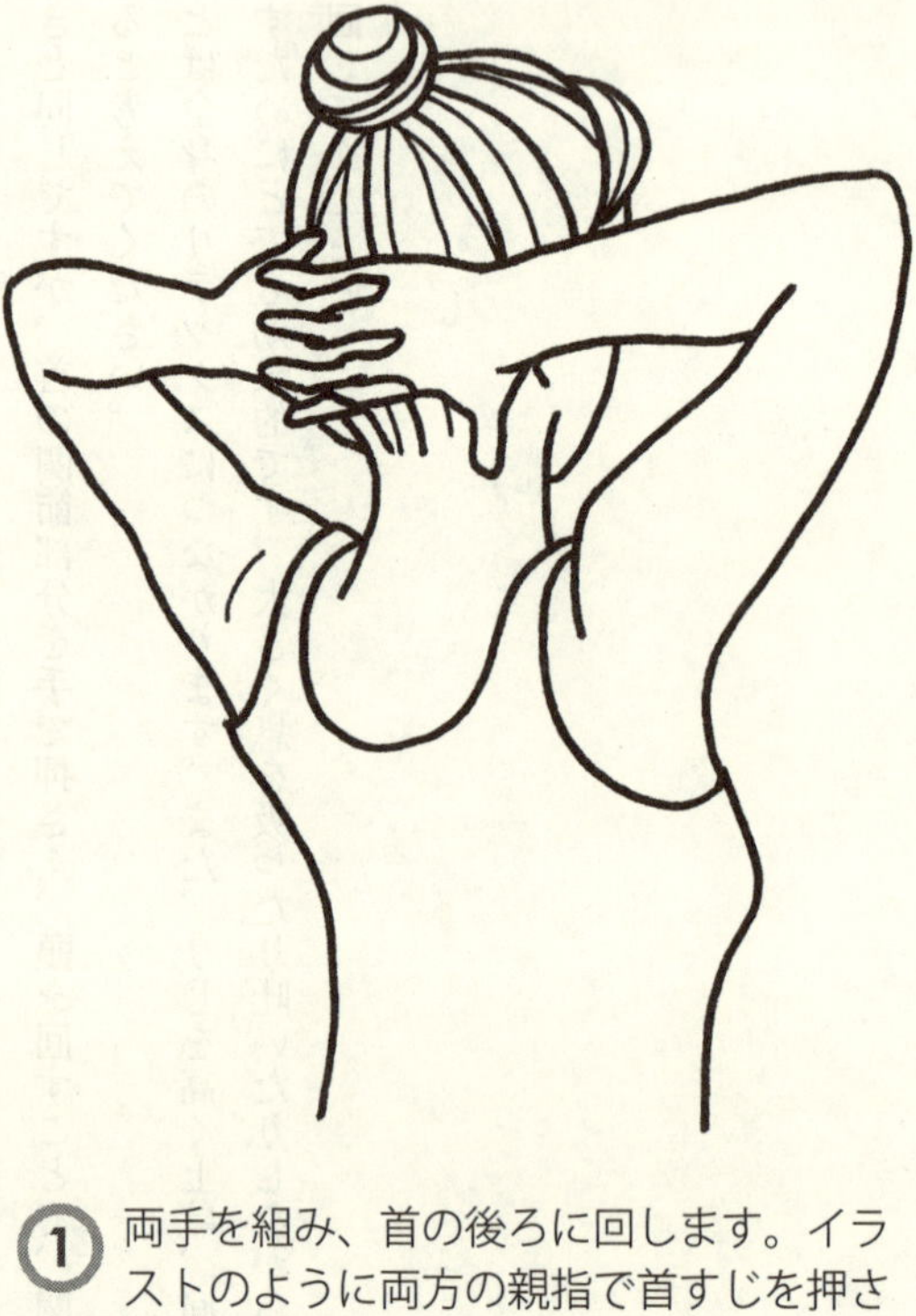

① 両手を組み、首の後ろに回します。イラストのように両方の親指で首すじを押さえて支点を作り、頭を後ろに倒します。

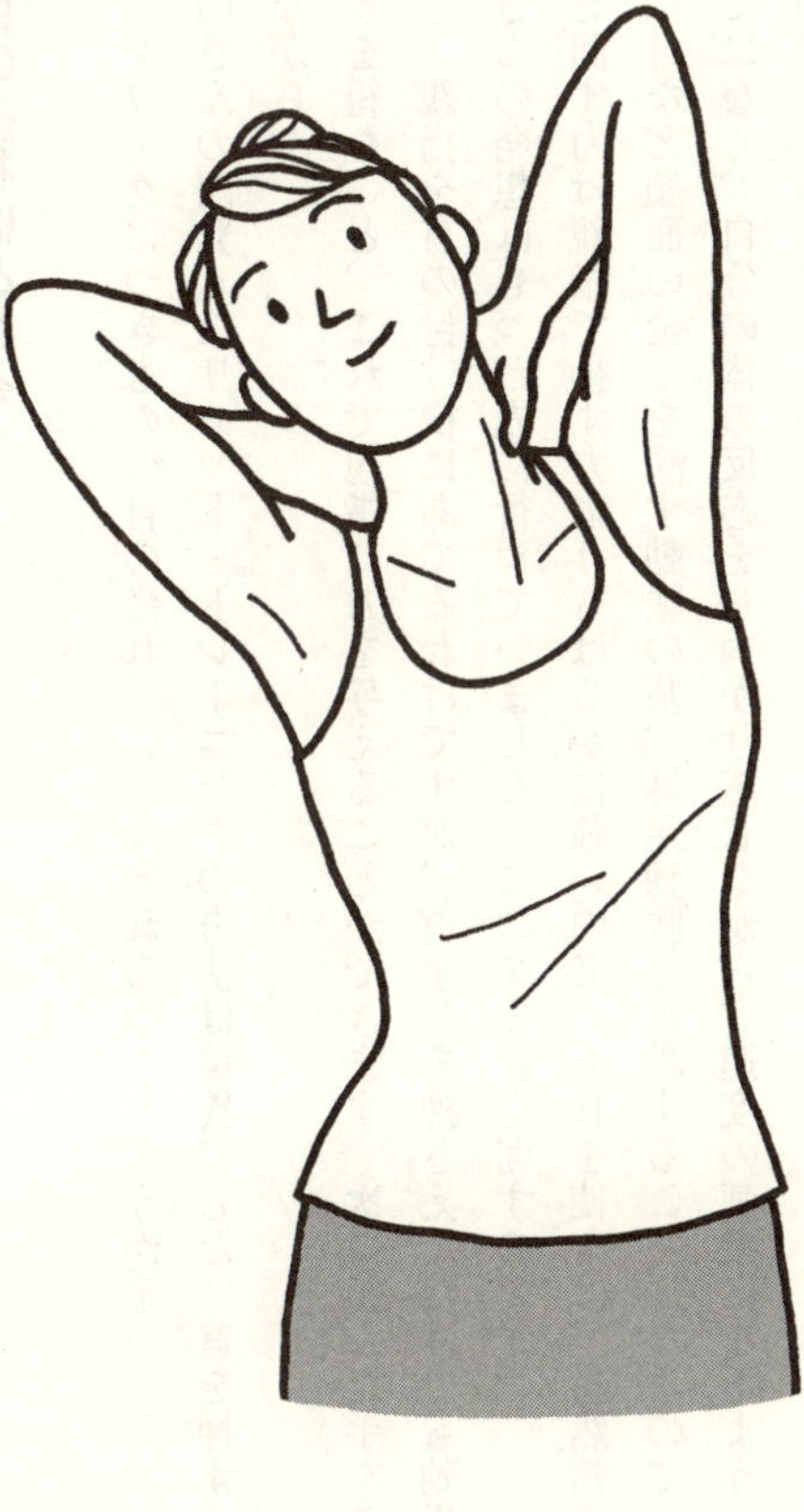

②さらにこのまま首を回してみましょう。このとき、親指の位置は耳のすぐ後ろ、首の付け根、その中間と、3か所に順番にあてていくと、気持ちのよい場所が見つかるのではないでしょうか。

目の疲れはとれる！

デスクワークにつきものの目の疲れ。これはとれるのでしょうか？

山内さんの開発したリセット・トレーニングの方法は驚異でした。首を押す、しかも首を回しながら。

両手を組むこと、これで親指に力を与えることができます。次に組んだ手をそのまま後ろに回し、親指を首の付け根にあてるわけですが、首すじを押さえただけでも効果があるのに、山内さんの発想はもっと先に行っていました。このまま首を回すのです。

首を回す力は親指で押す力よりもはるかに強いので、それを使えば、当然効果は増します。さらに目など顔面の全てを潤す動脈の基、外頸動脈を刺激することになるので、他人に任せるのではなく、自分の体の反応をしっかり感じながら、適度の刺激になるようにすることが理想的です。

耳のすぐ後ろ、首の付け根、その中間と、三か所に順番に親指をあてていくと、「いっぺんに視野が明るくなるはず」と山内さんは笑います。確かに脳内はこれだけで活性化しているのです。

「このリセット・トレーニングは仰向けに寝てやってもいいでしょう。横になると首すじの緊張がなくなるから、より効果が得られます」

どこまでも筋肉の緊張を解き、刺激を加えるのがリセット・トレーニングの基本です。確かに仰向けに寝れば、力が抜けるので首すじの筋肉はゆるみます。でもこれがうつぶせだと、どうでしょう？　首の筋肉はむしろ緊張してしまうはずです。

マッサージを受けると、うつぶせになります。そんなとき、マッサージ師から「首が石のように硬くなっていますね」と言われるかと思いますが、それはあたりまえでしょう。硬いのは、首が緊張しているからであり、この状態では当然、マッサージの効果も少ないのです。

眼精疲労の要因とは

「目の疲れは、脳の疲れ」です。眼球を動かす筋肉は片方につき六つ、合計一二もあります(注)。その筋肉の細胞一つに脳内の二～三の神経細胞が関係するのですが、ふとももの大きな筋肉（大腿筋）では数百の筋細胞を一つの神経細胞が担当しているのだそうです。しかも、目を動かす神経としては三対の独立脳神経があります（『人体解剖学 改訂第41版』藤田恒太郎、南江堂、一九九三年）。これほど丁寧に神経群に支えられている器官は人体においてほかにはありません。そのうえ、さらに目のなかにも毛様体筋があって水晶体の調節をしています。目を使うということがどれほどすさまじい動きであるか、目を使うことでどれほど神経が疲れるかがよく分かります。

パソコンなどの液晶のモニター画面では、LED（発光ダイオード）をバックライトとして使っているものが増えていますが、そこには「ブルーライト」成分が多く含まれています。このブルーライトは可視光線のなかでも高いエネルギーを持っているので、目の角膜や水晶体でも吸収されず、網膜にまで達して、その機能を弱める原因になるといいます。さらに、ブルーライトは散乱しやすいために、ピントを合わせるための毛様体筋にまで負担をかけているそうで、これらが眼精疲労の理由の一つになっていることは間違いなさそうです。

その対策として、メガネを調整するのはもちろん、ブルーライト軽減のフィルムを画面に貼ったり、ブルーライトをカットするメガネを使ってみるのもよいでしょう。そしてなんといってもパソコンに向き合う時間を短くして、なるべく休憩をとることです。そこで最後に、その休憩の間に使えるちょっとした目の疲れ取りリセトレをご紹介します。

まず目元を中指で、目尻を人差し指で軽く押さえ、目をしっかり閉じます。そうしたら、次に目元を押した中指を、そのまま、まぶたの下の眼窩の骨の縁にそって、しっかり目尻まで引っぱっていきます。これを三回くり返してください。視野が明るく広がったのがお分かりになるのではないかと思います。

ちなみに今、山内さんは眼球を動かす筋肉群そのもののリセット・トレーニングを開発していますが、それはまたの機会に紹介いたしましょう。

＊注　眼球の上下に上直筋と下直筋、左右に動かす外側直筋と内側直筋、これで四つ。目元の上に滑車のようにつり下げタイプの上斜筋、そして下斜筋とで六つ。そのほかにまぶたを動かす上眼瞼挙筋と目のまわりの表層に眼輪筋があります。これほどまでに、目はすごいのです。しかし、その目の運動方法を考えつく山内さんは「すごい」をとおりこしているでしょう。

おわりに

「『もうかりまっか』が挨拶になる大阪でこそ、こんなことをはじめることに意義がある」

そう思ってはじめたジャパン・ヨガ・カレッジでの研究が、どんどん進化して、とうとう「リセット・トレーニング」にまで達しました。

ここまでお読みいただければお分かりのとおり、これは全て、人がもともと持っていた体のバランスを取り戻すために生み出された方法です。リセット・トレーニングがあれば、肩こりや腰痛に悩む人はもちろん、痛めた体、癖がついた体、曲がった体、ゆがんでひっかかりのある体、その多くをリセットできることでしょう。

そしてリセットされることで、本来のなめらかな体の動き、指の動きを取り戻し、元気な体、穏やかな表情が生み出されるはずです。

私の開発したリセット・トレーニングが、その縁の下の力持ちの役割を果たしてくれることを心から願っています。

山内英雄

人の体は実にさまざまなので、この本を読んで、一つ二つ試すだけでは、腰痛や肩こりが解消しないかもしれません。しかし、その解消にむけて重要なポイントをつかむことができることだけは、全く確かです。そして、実際にやってみれば、肩こりも腰痛も、それほど恐れるほどのことはないのだと分かると思います。

自分の体のメンテナンスは自分がやるのだという覚悟に、このリセット・トレーニングの技術を加えてください。そうすれば、年をとるのは止められなくても、自分の体の機能は今と同じ程度に保って生活できるはずです。

「アンチ・エイジング」という言葉がありますが、それを意識して行うのは、人間だけのはずです。しかも、それはただ肉体的な若さだけの問題ではありません。

自分の体に手当をほどこす技術、このリセット・トレーニングの技術を会得した人は若くいられると思います。それは自分の体をコントロールできる実感を持つからです。

たとえば、鼻が詰まって眠れない夜、中指で目の付け根をそっと押してみましょう。鼻づまりが治るかどうか、眠れるかどうかより、本来、手の触れようもない自分の体と頭の働きを、自分が若干でもコントロールできるという確信が生まれ、きっとあなたの心を強くしてくれるはずです。

島　泰三

謝　辞

この本が実現するにあたっては、本当にたくさんの方々のご協力を受けました。

Jヨガを「面白い」とまず取り上げてくれたのは、木楽舎の小黒一三社長と雑誌『孫の力』編集部の石川光則さんと門前貴裕さんでした。二〇一二年に始まった「健康メソッド探訪」から、「Jヨガ山内英雄のカラダのお悩みQ＆A」として現在（二〇一四年）も続いているこのシリーズをもとに、この本をとりまとめることができました。単行本にすることを快諾してくださったことに感謝いたします。

フォトグラファー阿部雄介さんにはポーズ写真をとっていただきました。そのポーズでは、ジャパン・ヨガ・カレッジのインストラクターの北原沙織さんと木野紗綾香さんに大変お世話になりました。山内英雄事務所の皆さんには、新しいリセット・トレーニングの試験台としてご迷惑をおかけしました。あらためて皆様の忍耐に感謝いたします。

大西五三男先生には腰痛、肩こりをはじめ原稿の大部分について多くのコメントをいただきました。整形外科専門医ならではの貴重な情報をおしげもなく与えてくださったことには、なんとお礼申し上げればよいのか分かりません。

遠藤秀紀教授には山内、島と一緒の講演旅行をしたというだけの縁で、畑違いの本に一文を寄せていただきました。この豪華な一文で、指の重要さが際立ったと思います。

下関市の植田さんとお孫さんの典子さんには、本文中でお名前を使わせていただきました。改めてお礼を申し上げます。

ベトナムの河村きくみさん、博多の乾祐綺さん、下関の近藤弓子さん、ニセコの沼尻賢治さん、そのほか多くの方々。すでに忘れているかもしれませんが、指が治ったこと、肩や腰がよくなったことを改めて思い出してください。でも、実地でリセット・トレーニングの効果を目の当たりにできたことはありがたく、お礼を申し上げます。

島節子さんにはいつものことながらお手数をかけました。今回は特に大変だったと思います。心からのありがとうを伝えたいと思います。

最後になりましたが、この本のそもそものはじまりを作ってくださった中央公論新社の酒井孝博さんと編集企画から実現にいたるまで精力的にかかわってくださった中公新書ラクレ編集部の吉岡宏さんに厚くお礼申し上げます。中公新書としては例外的な、こういう本の企画を取り上げるのは、実にスリリングな冒険だったことでしょう。

石玉サコさんのおかげで、阿部さんとジャパン・ヨガ・カレッジの写真をもとにした絵がとてもやさしい感じの説明になりました。ありがとうございました。

山内英雄・島　泰三

二〇一四年六月

Chuko Shinsho
La Clef

中公新書ラクレ 498

腰《こし》・肩《かた》・ひざは「ねじって」治《なお》す
魔法《まほう》のリセット・トレーニング

2014年 6 月10日発行

著者 山内英雄《やまうちひでお》＋島《しま》 泰三《たいぞう》

発行者 小林敬和
発行所 中央公論新社
〒104-8320 東京都中央区京橋 2-8-7
電話 販売 03-3563-1431
　　 編集 03-3563-3669
URL http://www.chuko.co.jp/

本文印刷 三晃印刷
カバー印刷 大熊整美堂
製本 小泉製本

Published by CHUOKORON-SHINSHA, INC.
Printed in Japan ISBN978-4-12-150498-2 C1247

定価はカバーに表示してあります。落丁本・乱丁本はお手数ですが小社販売部宛にお送りください。送料小社負担にてお取り替えいたします。

中公新書ラクレ刊行のことば

世界と日本は大きな地殻変動の中で21世紀を迎えました。時代や社会はどう移り変わるのか。人はどう思索し、行動するのか。答えが容易に見つからない問いは増えるばかりです。1962年、中公新書創刊にあたって、わたしたちは「事実のみの持つ無条件の説得力を発揮させること」を自らに課しました。今わたしたちは、中公新書の新しいシリーズ「中公新書ラクレ」において、この原点を再確認するとともに、時代が直面している課題に正面から答えます。「中公新書ラクレ」は小社が19世紀、20世紀という二つの世紀をまたいで培ってきた本づくりの伝統を基盤に、多様なジャーナリズムの手法と精神を触媒にして、より逞しい知を導く「鍵《ラ・クレ》」となるべく努力します。

2001年3月